淋巴水肿治疗与康复

Treatment and Rehabilitation of Lymphedema

主　审　张国楠　樊　英

主　编　田昌英　杨　婧　向宏清

副主编　刘　红　杨雄涛　杨智蓉　王登凤

科学出版社

北　京

内 容 简 介

淋巴水肿被世界卫生组织（World Health Organization，WHO）列为第二大致残疾病，是肿瘤常见并发症，严重危害患者身心健康，影响生活质量。淋巴水肿可防、可控，患者需终生坚持自护，需要科学、系统、长期的康复指导。

本书由四川省肿瘤医院资深专家编写，对淋巴水肿的相关概念、康复治疗及专科护理等方面进行详细阐述。特别针对肿瘤相关淋巴水肿的预防、评估、治疗、居家管理、健康教育等进行系统、完整的论述，重点介绍目前世界上针对淋巴水肿治疗应用广、疗效肯定的综合消肿治疗（CDT）。本书特色在于相关护理方法文字讲解、视频与图片相结合，并以典型案例为依托，注重理论联系实际，可操作性强。本书可用于各级医院指导临床护士开展淋巴水肿诊疗护理技术，淋巴水肿康复专业培训及广大淋巴水肿患者家庭自护。

图书在版编目（CIP）数据

淋巴水肿治疗与康复 / 田昌英, 杨婧, 向宏清主编. -- 北京：科学出版社，2024.6. -- ISBN 978-7-03-078757-6

Ⅰ. R551.2

中国国家版本馆CIP数据核字第2024A9B449号

责任编辑：郭　颖／责任校对：张　娟
责任印制：师艳茹／封面设计：龙　岩

科 学 出 版 社 出版
北京东黄城根北街 16 号
邮政编码：100717
http://www.sciencep.com

三河市春园印刷有限公司印刷
科学出版社发行　各地新华书店经销

*

2024 年 6 月第　一　版　开本：720×1000　1/16
2024 年 6 月第一次印刷　印张：11　插页：16
字数：263 000

定价：99.80 元
（如有印装质量问题，我社负责调换）

编者名单

主　审　张国楠　樊英

主　编　田昌英　杨婧　向宏清

副主编　刘红　杨雄涛　杨智蓉　王登凤

编　委　(以姓氏笔画为序)

马丽　马洪丽　王春黎　王雪莹　王馨婕

文敏　邓辉　刘雅霖　李达　李雪莲

汤木翠　祁柳倩　杜佳丽　杨双　杨凌

杨敏　杨玉珍　肖雪　何静　邹萍

宋丹丹　宋玫瑰　张巧　张云霞　张真均

陈丽　陈思　赵丽燕　胡婷　唐媛

黄晓兰　曹果　程志妍　曾定芬　温雪莉

蔚茹　廖秀婷　缪莎

编者单位　四川省肿瘤医院

☆ ☆ ☆ 序

　　当得知我院淋巴水肿康复团队撰写专业书籍的时候，我感到非常开心，同时也祝贺团队的第一本淋巴水肿专业书籍能够顺利出版。我见证了我院淋巴水肿康复护理团队的成长，2017年田昌英和杨婧两位专家在广州学习了淋巴水肿相关技术，并在我院积极开展，迅速培养和组建了一支专业的淋巴水肿康复团队；2018年初成立了西南地区首家肿瘤专科医院的淋巴水肿康复门诊及治疗室，至今维持着每年2000余人次的治疗量，得到了业界及社会的广泛认可。两位专家带领团队基于淋巴水肿康复技术开展技术研究及创新，多次举办淋巴水肿康复技术培训班，成立省内淋巴水肿康复护理学术组织，引领四川省淋巴水肿康复技术的发展。而团队最难能可贵的是，目前国内众多开展该技术的医院因专业治疗师的短缺而弱化徒手淋巴引流技术在消肿治疗中的地位，我院淋巴水肿康复团队秉持初心，在淋巴水肿专业治疗师紧缺的当下，毅然力求为患者提供经典的福迪淋巴水肿治疗技术，坚持以徒手淋巴引流技术为特色的治疗。这让我感到钦佩，我也因此在工作中更加支持我院淋巴水肿康复团队的发展。

　　基于淋巴水肿康复核心技术发源于欧洲的缘故，很多临床数据多来源于对欧洲人群的研究，而欧洲与我国存在着明显的差异，淋巴水肿康复技术在我国需要更多的临床实践来证实及优化其治疗的有效性。我惊喜地发现团队在撰写该书的时候非常用心，也非常无私地分享了具有中国本土化特色的淋巴水肿康复技术。该书的表现形式非常实用，在介绍技术内容的同时纳入了团队多年的治疗经验。全书深入浅出，不论是淋巴水肿治疗师，还是未受过专业培训的医护人员，抑或是患者都适合阅读，对临床治疗具有很强的参考性。

　　淋巴水肿的康复治疗任重而道远，在医学界虽很小众，却非常有价值。希望越来越多的专业人员能够加入到淋巴水肿康复治疗的团队，共同为淋巴水肿患者消除病痛。最后，祝愿淋巴水肿康复技术的发展日益迅速。

杨 青

四川省肿瘤医院护理部主任

☆☆☆ 前　言

　　淋巴水肿是淋巴系统功能受损或结构异常导致的淋巴液在组织间隙滞留所引起的组织水肿，继而发生组织纤维化、脂肪沉积等"不可逆"病理变化，以及丹毒感染等并发症。肿瘤相关淋巴水肿占淋巴水肿患者的50%以上，其中妇科恶性肿瘤术后淋巴水肿发生率为24%～49%，乳腺癌幸存者淋巴水肿发生率为20%～30%。该疾病被世界卫生组织（World Health Organization，WHO）列为世界第十一大常见病与第二大致残疾病，一旦发生，多呈进行性加重，严重者可致畸致残，导致相对数量的淋巴水肿患者出现身心、社会功能障碍，严重影响患者生活质量。而淋巴水肿无法治愈，因此淋巴水肿应以预防为主，一旦发生应尽早治疗，治疗的目标不仅是使水肿缓解或消退，而且让患者形成长期自我管理的意识也尤为重要。

　　随着医疗技术的不断发展，抗肿瘤治疗效果明显提升，患者生存期延长，对生活质量的要求不断提高，恶性肿瘤相关淋巴水肿的治疗需求日益突出；人们对淋巴水肿关注度也日益提高。而我国淋巴水肿诊疗技术起步晚，各地发展不均衡，患者往往得不到及时有效的治疗与康复指导。

　　目前，国内适合非淋巴水肿专业医务人员及广大患者阅读的淋巴水肿专业书籍十分有限。四川省肿瘤医院相关专家就现状组织编写了这本专业性好、适应性广、可读性及可操作性强的淋巴水肿专业书籍。对淋巴水肿的相关概念、康复治疗及专科护理等方面进行详细阐述。本书特色在于理论知识与临床实践相结合，借鉴典型案例分享，并辅以视频及图片形式共同呈现康复技术。本书旨在为广大医务人员、患者及健康大众针对淋巴水肿的预防、评估、治疗、康复、居家管理、随访等进行系统、完整的指导，是临床开展淋巴水肿诊疗康复技术，培训淋巴水肿治疗师及淋巴水肿患者家庭自护的甄选佳作。

田昌英　杨　婧　向宏清

于成都

目　　录

☆ ☆ ☆ ☆

☆ ☆ ☆ ☆

参考文献

请扫二维码

视 频 目 录

第 1 章

淋巴系统概述

1627 年人体淋巴系统和血液系统被同时发现，由此总结了两套人体循环系统，即血液循环系统和淋巴循环系统。淋巴系统是机体的第二大循环系统，遍布机体全身。淋巴系统与动脉、静脉相伴而行，淋巴与静脉的回流方向都是向心性流动，最终汇入颈静脉角的中央静脉系统。淋巴系统参与人体炎症、肿瘤发生和转移、水肿、脂肪吸收和代谢等病理生理过程，担负维持机体内环境稳定和免疫防御的重要功能。

第一节 淋巴系统的解剖生理学概要

一、淋巴系统的概念

淋巴系统由淋巴组织、淋巴器官等组成。其中淋巴组织包括组织液、淋巴液、淋巴管网；淋巴器官包括如淋巴结、脾脏、骨髓、胸腺、肝脏、肠道和肺。其主要作用是清除细胞间质多余的液体、蛋白质、大分子物质及血液代谢产物，对外来的细菌、病毒等进行吞噬、灭活，并监护机体本身，在维持内环境稳态中发挥着不可替代的作用，但与心血管系统相比，淋巴系统的研究往往不被重视。

二、淋巴系统的功能

（一）淋巴系统的主要功能

淋巴系统的淋巴液含有水分、血浆蛋白质、组织间隙内回收的大分子、细胞成分、细胞因子、细菌和外来微生物。其主要功能是将血液循环系统渗出的组织液进行回吸收：①通过运输组织中的水分和大分子来维持机体细胞内外环境的稳定；②清除体内坏死细胞和组织碎片；③清除外来微生物，输送抗原提呈细胞，产生淋巴细胞，调节淋巴细胞循环，担负机体的免疫防御功能；④吸收脂肪。

☆☆☆☆

（二）淋巴回流动力

1. 驱使淋巴液流动的外部因素

（1）肌肉运动：当肌肉收缩时将引起其影响范围内的淋巴管内压增高，淋巴液向心性流动也随之增加。

（2）呼吸运动：呼吸运动能够起到泵一样的持续增加胸腹腔内淋巴回流的作用。胸腔内压促进胸导管和纵隔淋巴液在胸腔的流动。膈肌和肋间肌的运动同样起重要作用。乳糜池内的压力对胸腔淋巴回流也很重要。

（3）被动运动：肢体、头部和颈部的被动运动加速集合淋巴管的流动。

（4）血管搏动：血管搏动对邻近的淋巴管起到挤压的作用，但是同其他的因素相比，血管搏动对淋巴流动的影响很小。

（5）肠道蠕动：在肠道主动蠕动时，肠道淋巴的流动明显增加。

2. 驱使淋巴液流动的内部因素

（1）淋巴瓣：为淋巴回流提供非常重要的动力，淋巴管管壁中的平滑肌不提供动力。

（2）周围淋巴管内压和淋巴液流动：急性静脉压升高时，淋巴回流和收缩频率降低。生理状态下大多数淋巴管并无淋巴液充盈，只有个别淋巴管有淋巴液。正常的下肢使用弹力绷带时对淋巴回流无明显影响。阻塞性淋巴水肿时扩张淋巴管内的压力在平卧位是 0 或略高，在站立位时压力达 50～60mmHg，肌肉收缩时的淋巴管内压力可达 200mmHg 或更高。淋巴管的自主收缩和小腿肌肉收缩都推动淋巴液流动，增加淋巴管内压力。摘除淋巴结后的阻塞性淋巴水肿，下肢胫前肌肉内的压力在休息状态时为 30mmHg，活动时达到 49mmHg，而正常下肢的相同部位的压力分别是 16mmHg 和 28mmHg。淋巴循环阻断导致肌肉内压升高，肌肉内血流量降低。

（三）淋巴管生长和再生功能

正常组织中淋巴管的再生能力很强，器官移植时无须吻合淋巴管，术后平均第 9 天受区淋巴管能够与移植器官的淋巴管再通。皮片移植后首先与受区建立血液循环，随后皮片淋巴管与受区的淋巴管自行吻合，淋巴循环随后再通。动物实验表明组织纤维化是阻碍淋巴管再生的主要原因，采用减少创伤后的组织纤维化的措施能增加淋巴管的再生，这一过程与组织中血管内皮细胞生长因子 -C VEGF-C 表达的多少无关。因此抗组织纤维化可能是研究预防和治疗手术后继发性淋巴水肿新的方向。淋巴结没有再生功能，肿瘤区域淋巴结清扫术对淋巴结的损伤是永久的。

三、淋巴系统的解剖结构

人体淋巴系统分为浅表和深部两大淋巴系统。浅表淋巴系统分布在全身皮肤表层，深部淋巴系统分布在肌肉、内脏及脑部，见图 1-1。其中皮肤和肠道的淋巴系统最为密集，也最常发生淋巴回流障碍。

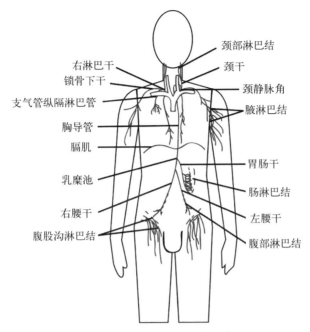

图 1-1　人体深浅淋巴系统分布图

下肢和下腹部淋巴先输送到腹股沟淋巴结，继续向上进入左、右腰干，乳糜池和胸导管，肠干输送小肠淋巴液进入乳糜池，胸导管和右侧淋巴干分别注入左、右侧锁骨下静脉

（一）淋巴管

1. **毛细淋巴管**　皮肤的淋巴系统起始于一个纤细、多孔的网状毛细淋巴管，位于组织间隙的结缔组织中，其一端是盲端，另一端互相交汇成毛细淋巴管网。与毛细血管相比，毛细淋巴管的管径更大（ > 100μm），且不规则。肠道毛细淋巴管位于细胞间隙，由纤维细胞构成的网状结构内。与皮肤毛细淋巴管相似，肠道毛细淋巴管内皮细胞的连接也呈重叠状，形成单向瓣膜。内皮细胞的腔外面有锚丝附着。当组织间隙充满水分而压力增高时，锚丝受牵拉后内皮细胞瓣膜开放，组织液随即流入。淋巴流的动力源于组织间隙内压及血液循环系统间的压力差。

2. **前集合淋巴管**　管径约 150μm，将周围毛细淋巴管来源的淋巴输送至集合管。管内有瓣膜以保证淋巴，呈单向流动；前集合淋巴管组织结构多种多样，平滑肌和胶原外膜在不同部位的前集合淋巴管有多种形态。

3. **集合淋巴管**　是肌性内皮管，管径为 100 ～ 600μm，管壁具有与静脉类似的三层结构，即内膜层、中层、外膜层。内膜层由内皮细胞和基底膜组成。

中层即肌层最厚，由 2 ～ 3 层平滑肌、弹性纤维和胶原纤维组成。管壁的瓣膜处没有平滑肌。厚度根据淋巴管位置不同，厚度也不同，例如浅表淋巴管的中层比深部淋巴管厚，周围淋巴管的中层比中央淋巴管厚。与静脉一样，淋巴管内也有瓣膜，依管径的不同，瓣膜之间的距离为 0.6 ～ 2cm，上下级瓣膜之间的淋巴管称淋巴结。淋巴的流动方向取决于淋巴结远侧端瓣膜的关闭与近侧端瓣膜的开放。浅表的集合淋巴管与较大的皮静脉行，在皮静脉的深层集合淋巴管形成广泛的淋巴束，引流范围与相邻为伴行的静脉相似。深部的淋巴管与动脉和静脉相邻伴行并且彼此连接形同绳索梯。

4. 淋巴干　其肌层较集合淋巴管的肌层厚。下肢的集合淋巴管经腹股沟淋巴结伴髂血管继续上行成髂淋巴干，经髂淋巴结上行后成左、右腰干。一根或数根肠系膜浅淋巴管汇合成为肠淋巴干。左、右腰干与肠干汇合在第二腰椎的水平，形成乳糜池，这就是胸导管的开始。肠干也可能直接汇入胸导管。左上肢的集合淋巴管汇集到腋部，经过腋淋巴结形成左锁骨下淋巴干，后者可直接注入左静脉角。右上肢的集合淋巴管经腋淋巴结后形成锁骨下淋巴管，继而成为右锁骨下淋巴干，与来自头颈部的淋巴干汇成右淋巴干后，注入右侧静脉角。

5. 胸导管　是最大的淋巴干，收集下半身和腰背部深层、脊柱旁胸膜、纵隔后方，以及左上半躯干和左上肢淋巴。据报道，每天流经胸导管的淋巴 2 ～ 4L。胸导管起始于第 10 胸椎～第 2 腰椎，在纵隔的后方上行，最后注入左静脉角。胸导管的起始部是乳糜池，长度为 3 ～ 8cm，宽度为 0.5 ～ 1.5cm。

6. 皮肤淋巴管　由毛细淋巴管、前集合淋巴管和集合淋巴管组成（图 1-2），构成淋巴微循环，任何一处病变都会引发淋巴水肿相关病变。皮肤淋巴管由真皮毛细淋巴管向上延伸形成的水平分布的浅、深两层淋巴管丛组成，浅层淋巴管丛伸入皮肤真皮乳头层与动脉丛相邻管壁薄，没有瓣。正常情况下毛细淋巴管呈闭合状，当组织间隙水分增多时，压力增高时，毛细淋巴管受管壁微丝牵

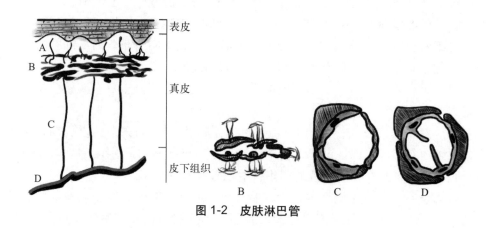

图 1-2　皮肤淋巴管

拉，内皮细胞间的连接开放，管腔容积增大，以输送更多水分。如果淋巴管受到破坏或者影响，都会使输送速度变得缓慢或停滞。

7. 淋巴管 - 静脉连接　淋巴液最终的归宿是注入静脉，淋巴管与静脉的连接形式变化很多。两者之间的主要结合点是右侧淋巴干和胸导管与锁骨区大静脉的连接。除了锁骨下静脉与胸导管和右侧淋巴干的连接外，周围的淋巴管与邻近的静脉也有连接，这些连接在任何情况下开放或是否始终保持开放尚不清楚。

（二）淋巴结

人体有 600 ～ 700 枚淋巴结。淋巴结成组或成群分布，以肠系膜的淋巴结数目最多，其次是腋淋巴结、颈淋巴结和腹股沟淋巴结群。淋巴结有两大功能，一是过滤淋巴液，去除微生物和细胞碎片；二是激活免疫功能。淋巴结被致密的结缔组织膜所包被。淋巴结有两个功能区，即外围的皮质区和中心的髓质区。皮质区有淋巴滤泡，后者由 B 淋巴细胞（分布在浅层）和 T 淋巴细胞（分布在深层）组成。髓质区的髓索是向内突出的皮质淋巴组织，由淋巴细胞、巨噬细胞和网状细胞组成。髓索被大的毛细淋巴管分隔，见图 1-3。

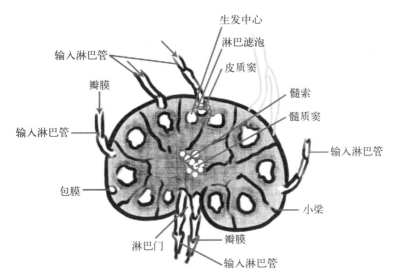

图 1-3　淋巴结结构（淋巴内淋巴循环路径）示意图

淋巴液经输入淋巴管进入淋巴结，经淋巴窦过滤，然后经输出淋巴管（淋巴门）流出。淋巴液在淋巴结滤过时，受到巨噬细胞和淋巴细胞的检查，它们准备攻击外来的异物，激活体内的免疫机制。淋巴液往往要经过数个淋巴结的过滤才得以滤清。因为输入淋巴管的数目要多于输出淋巴管，因此淋巴的流速在经过淋巴结时明显减慢，以便淋巴细胞和巨噬细胞完成检查淋巴的任务。

第二节　淋巴液的产生和运输

一、组织液的生成

基于斯塔林（Starling）定律的组织液生成的理论，要理解组织液的生成先明确以下几个概念。

1. **弥散**　指分子（气体、水分和质粒）从高浓度区域移向低浓度区域的趋势。机体毛细血管壁具有通透性，血浆、小的有机物和小的分子能够通过。组织中氧气和二氧化碳的交换正是通过弥散完成的（图 1-4）。

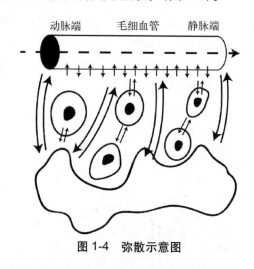

图 1-4　弥散示意图

2. **渗透和渗透压**　半透膜产生不同的水分子浓度造成水的净移动，这种移动就是渗透，仅单向移动。渗透压是当两种不同浓度的溶液被半透膜所隔时产生的压力，渗透压随溶液浓度和温度的变化而变化。

3. **胶体渗透压**　也称肿胀压，如果容器中的半透膜一边是水而另一边是蛋白质溶液，此时产生的渗透压称为胶体渗透压。胶体渗透压的大小与蛋白质的浓度成正比。胶体渗透压也称肿胀压（oncotic pressure）。

4. **超滤**　指胶体溶液在过滤时，水分得以通过而颗粒物质被保留。也就是说使用的机械压超过胶体渗透压，即机械压大于蛋白质结合水分的力量。

组织间隙的微血管网由毛细血管前小动脉（又称毛细血管动脉端）、毛细血管、毛细血管后小静脉（又称毛细血管静脉端）组成。正常情况下，毛细血管壁是一个半透膜，允许水分和溶质自由地双向弥散。只有少量大分子（白蛋白、球蛋白、脂蛋白）不断从毛细血管移到组织间隙，血浆中大多数蛋白质分子不能自由通过。因此血浆中大分子形成的胶体渗透压明显高于组织间隙的胶体渗透压，从而吸收组织液入血。由于心脏收缩产生的动脉内压使得毛细血管动脉端的压力高于血浆的胶体渗透压，因此，水分从毛细血管的动脉端滤出进入组织间隙，形成组织液。然而在静脉端，由于血浆胶体渗透压高于血管内压，组织中的水分被回吸收入血。微循环通过水分不停地向组织间滤出又重吸收的过程输送营养并清除代谢产物。正常情况下组织间隙内的压力接近 0，甚至是负压。组织液的胶体渗透压约为血浆的 50%。从毛细血管动脉端滤出的水分约 90% 被静脉端毛细血管重吸收，剩余的 10% 为净滤过液，机体每分钟生成的净滤过液约为 2ml。这部分组织液被淋巴管摄取。同时被摄取的还有血管内滤出的少量蛋白质和组织生成的大分子，共同形成淋巴液，由淋巴管输送出组织。

英国生理学家 Starling 将组织液的生成总结为四个决定因素，即毛细血管静水压、血浆胶体渗透压、组织间隙静水压、组织间隙胶体渗透压。这就是著名的斯塔林定律。

斯塔林定律：平均毛细血管静水压 = 血浆胶体渗透压。在毛细血管动脉端，由于有效滤过压（35mmHg）大于有效回吸收压（25mmHg），因此，水分从毛细血管的动脉端滤出；在毛细血管静脉端，由于有效回吸收压（25mmHg）大于有效滤过压（15mmHg），所以水分被吸收入毛细血管。斯塔林定律至今仍然是解释组织液循环，以及静脉和淋巴水肿组织水肿、病理机制的经典定律。组织液的容量因组织不同而各异，在皮肤中约占总重量的 40%。

二、淋巴液的生成机制与作用

1. 淋巴液的生成机制　淋巴液指在淋巴管内流动的透明无色液体，淋巴管的内皮细胞间相互叠盖，叠盖的部分称为摆动瓣，又称单向瓣膜或入口瓣膜，防止毛细淋巴管内的液体向外流。内皮细胞的非管腔面有一个特殊结构，称为锚丝，它的另一端与组织间隙中的纤维相连。当组织间隙充满水分时，锚丝牵拉"入口瓣膜"开放，内皮细胞间的连接成了一个开放的通道。由于组织间隙的压力大于毛细淋巴管内的压力，组织液由此通道进入毛细淋巴管，这一过程称为充盈期。当毛细淋巴管充满淋巴液后，淋巴管内的压力超过了组织间隙的压力，内层的摆动瓣与外层的摆动瓣贴合。与此同时，毛细淋巴管与前集合管的通道开放，淋巴液流向前集合管，这个过程称为排空期。淋巴管内皮细胞内的细胞骨架也参与了摆动瓣的开放和闭合的活动（图 1-5 和图 1-6）。

2. 淋巴液的作用

（1）回收蛋白质：组织间隙中的蛋白质分子不能通过毛细血管壁进入血液，但很容易通过毛细淋巴管壁进入淋巴液。每天有 75～200g 蛋白质由淋巴液带回血液中，因此组织液中的蛋白质浓度能保持在较低的水平。如果身体中主要的淋巴管被阻塞，则组织液中蛋白质将积聚增多，组织液胶体渗透压不断升高，

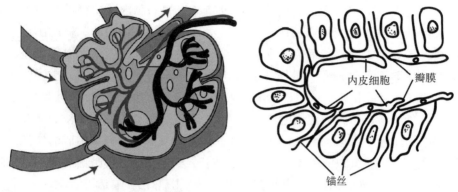

图 1-5　淋巴液的产生示意图　　　　图 1-6　毛细淋巴管结构

导致水肿发生。

（2）运输脂肪及其他营养物质：食物消化后，经小肠黏膜吸收的营养物质，特别是脂肪，80%～90%是经过小肠绒毛的毛细淋巴管吸收，经淋巴循环输送入血液的，因此小肠的淋巴液呈乳糜状。

（3）调节体液平衡：淋巴液的回流虽然较缓慢，但一天中回流的淋巴液大致相当于全身的血浆总量，故淋巴液回流在组织液生成和重吸收的平衡中起着显著的作用。

（4）防御和免疫功能：因出血而进入组织间隙的红细胞，或者侵入机体的细菌等，可被淋巴液从组织中带走。淋巴液在回流入血液的途径中要经过多个淋巴结，淋巴结的淋巴窦内有许多具有吞噬功能的巨噬细胞，能清除红细胞、细菌或其他微粒。此外，淋巴结尚可产生淋巴细胞和浆细胞，参与免疫反应。因此淋巴系统还起着防御屏障的作用。

三、淋巴液的成分

1. 大分子　包括蛋白质和透明质酸。组织间隙的蛋白质主要从毛细血管动脉端渗出，绝大部分由淋巴系统回收，小部分由小静脉回收。透明质酸由组织间隙中的成纤维细胞合成，但是与其他间质成分不同的是，透明质酸主要不在原位代谢，而由淋巴系统运送至淋巴结和肝脏中分解。

2. 水分　淋巴管的水负荷来自超滤到组织间隙中未被毛细血管吸收的水分。

3. 细胞　发生炎症时会有大量的中性粒细胞从血液渗出并出现在淋巴液中。细菌也是淋巴液的成分之一。它们会经输入淋巴管到达淋巴结，继而被吞噬，相反，病毒可以在淋巴结中繁殖。肿瘤细胞脱离原发肿瘤后，经淋巴管转移到淋巴结，如果入血，则可能转移到其他脏器。

4.脂肪 主要来源于肠道的吸收。小肠的淋巴管，也称乳糜管，必须承担淋巴的脂肪负荷。甘油三酯包括 1 个甘油分子 3 个脂肪酸分子。脂肪酸的结构类似一串珍珠，每一颗珍珠代表一个碳原子。长链和中链脂肪酸的区别在于碳原子的数量不同。长链的脂肪酸有 16 ～ 18 个碳原子。食物中约 90% 的甘油三酯含有长链脂肪酸。甘油三酯在肠腔内消化时被分解成脂肪酸和甘油。这些分子被小肠的上皮细胞吸收，在细胞内重新合成。生成的甘油三酯与胆固醇酯混合，并且被一层含有蛋白质、游离胆固醇和甘油三酯的磷脂所包裹，形成脂蛋白，又称乳糜微粒。因为乳糜微粒体积太大，难以被毛细血管所摄取，因此由淋巴管输送。小肠的淋巴液又称乳糜液，食入高脂肪餐后，乳糜液的外观像牛奶。

四、淋巴液的运输

机体内的组织液和淋巴液总计 12L，淋巴液从组织液中生成，每天生成的淋巴液有 2 ～ 3L，淋巴液是怎样从组织中被输送到血液的？这要从淋巴管的结构谈起。除了毛细淋巴管外，其余淋巴管的中层均有平滑肌细胞，管腔内有瓣膜。依管径的不同，瓣膜之间的距离为 0.6 ～ 2cm，在胸导管内的瓣膜距离为 6 ～ 10cm。近心端瓣膜和远心端瓣膜之间的淋巴管又称淋巴结。瓣膜的功能保证管内的淋巴液呈向心性流动，不倒流。周围淋巴管内的压力较低，管内的压力随淋巴液向近心端流动而逐渐增高，直至胸导管内达到最高。与血液系统不同，心脏收缩产生的动力对淋巴的流动没有直接地作用。淋巴液的流动主要靠自主的收缩功能，既需要强有力的淋巴管壁平滑肌细胞的收缩，也需要与淋巴结长度相当的收缩波和正常功能的管腔内瓣膜。机体大多部位的淋巴流动依赖内在的（主动）和外在的（被动）结合驱动因素。正常的淋巴管泵的功能由淋巴管平滑肌的内在收缩和淋巴管充盈前和充盈后自主收缩频率、收缩功能及神经的影响。淋巴管的收缩频率由交感神经调节，当淋巴管充盈后管壁受到牵拉，平滑肌反应性地收缩。在休息状态下每分钟收缩 6 ～ 10 次，活动状态下每分钟可以收缩 10 次以上。此外，骨骼肌收缩、关节活动、大动脉的搏动、胸腔呼气和吸气的交替运动，以及中央静脉的负压等因素都促进淋巴液的流动。淋巴管收缩功能障碍，屏障功能障碍和瓣膜缺损是原发性或继发性淋巴水肿常见的淋巴系统病理因素。淋巴管的功能障碍也可发生在非直接影响淋巴系统的一些病理过程中，如炎症、肥胖、代谢综合征。

五、淋巴液走行

头颈部淋巴引流方向见图 1-7，躯干区域淋巴结和输入淋巴管走行见图 1-8，上肢淋巴分布及引流方向见图 1-9，下肢淋巴分布及引流方向见图 1-10。

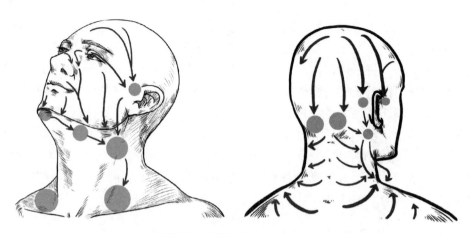

图 1-7 头颈部淋巴引流方向

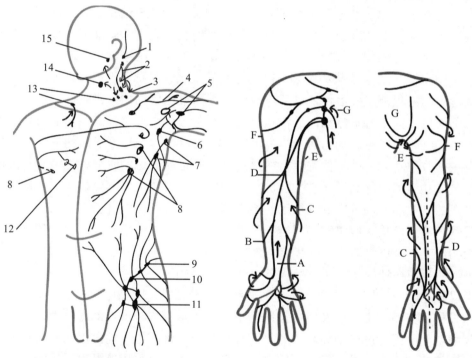

图 1-8 躯干区域淋巴结和输入淋巴管走行 　图 1-9 上肢淋巴分布及引流方向

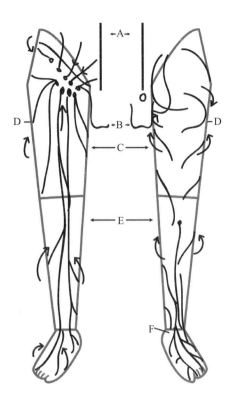

图 1-10　下肢淋巴分布及引流方向

第 2 章

淋巴水肿概述

淋巴水肿是因为淋巴循环障碍造成的富含蛋白质的淋巴液滞留在组织间隙内所引起的组织水肿、脂肪沉积、慢性炎症和组织纤维化一系列病理改变。淋巴水肿虽然发生率不高，却给患者身心健康带来一系列严重影响，并且随着外科根治性手术和（或）放化疗的恶性肿瘤患者不断增多，继发性淋巴水肿的发生率正在逐年攀升。了解淋巴水肿发生机制、病理生理改变过程、淋巴水肿易患人群以及淋巴水肿造成的危害，有利于医护人员认识淋巴水肿风险人群并对其进行健康指导；同时提高相关疾病患者淋巴水肿的健康意识，使其能够做到早发现、早诊断和早治疗。

第一节 淋巴水肿的概念与流行病学

一、淋巴水肿的概念

淋巴水肿是由淋巴系统结构或功能异常导致淋巴液回流障碍，富含蛋白质的淋巴液在局部组织中滞留，引起的包括组织水肿、脂肪沉积、慢性炎症及组织纤维化等一系列病理改变，分为原发性淋巴水肿和继发性淋巴水肿，是严重影响身体健康和生活质量的疾病之一。淋巴水肿多发生于四肢，也可发生在一些特殊部位，如面部、颈部、乳房、阴部及阴囊。淋巴水肿的发生和发展是一种慢性而复杂的病理过程，病情呈进行性发展，当前条件下还不能完全治愈，但通过恰当的治疗措施可以控制该疾病的发展与恶化。

二、淋巴水肿流行病学

据世界卫生组织（World Health Organization，WHO）淋巴年会统计，淋巴水肿对全球约 2.5 亿人的身心健康造成严重影响，中国患者数量超过 5000 万人。研究显示，淋巴水肿发生率在慢性疾病中排第 11 位，在所有致残类系统疾病中排第 2 位。原发性淋巴水肿主要病因不详，多由淋巴管扩张、瓣膜功能不全或缺如等先天发育不良所引起；而淋巴系统发育不良导致的原发性淋巴水肿多见于新生儿，其发病率约为 1/6000，男女比例为 1 : 2.3。世界范围内丝虫病性淋巴水肿（象皮肿）较为多见，据估计患病人数近亿，主要集中在非洲和东南亚；在全球其他地区慢性淋巴水肿的患病率为 0.13% ～ 2%，其中肿瘤治疗后的继发性淋巴水肿约占 50%。同时，随着外科根治性手术和（或）放化疗的恶性肿瘤患者不断增多，继发性淋巴水肿的发生率逐年攀升。

　　研究报告显示，每年接受乳腺癌、妇科恶性肿瘤、男性泌尿生殖系统肿瘤手术治疗的患者出现淋巴水肿的比例高达 10% ～ 60%。乳腺癌术后生存者继发上肢淋巴水肿的发生率为 13.5% ～ 41.1%，其中乳腺改良根治术和放疗的患者继发淋巴水肿比例高达 40%；腋窝淋巴结清扫的患者出现上肢淋巴水肿的概率高达 30% ～ 50%，即使未进行大面积腋窝淋巴结清扫的女性，也有约 7% 发生了淋巴水肿。妇科恶性肿瘤治疗后继发下肢淋巴水肿的发生率为 5.00% ～ 66.67%，其中 47% 的患者在接受外阴癌根治手术后接受放疗出现了淋巴水肿。罹患泌尿肿瘤的患者中，淋巴水肿发生率为 50%。在接受髂腹股沟淋巴结清除术后，40% 伤口愈合良好的患者出现了淋巴水肿，而伤口愈合不良的患者发生率则为 80%。头颈部恶性肿瘤术后淋巴水肿的发生率在 22% ～ 56%。这些癌症治疗相关性淋巴水肿在术后任意时间均有可能发生，从手术后即刻到术后数十年，但 74% 的患者在术后 3 个月到术后 3 年内出现淋巴水肿。淋巴水肿发生率的变化受到水肿的干预、随访时间的差异以及淋巴水肿危险因素（如高龄、感染和肥胖等）的影响。其余的继发性淋巴水肿包括静脉功能不全引起的淋巴水肿、外伤后淋巴水肿及全身其他因素累及淋巴系统引起的淋巴水肿。随着我国肿瘤发病率的不断攀升，肿瘤治疗后的继发性淋巴水肿成为我国继发性淋巴水肿的主要类型。

第二节　淋巴水肿发生机制

　　目前，对淋巴水肿发病机制的认识大多来自 Olszewski 及其团队对犬的实验工作。

一、淋巴形成

　　基于斯塔林平衡定律，在毛细血管动脉端，有效滤过压大于有效回吸收压，水分从毛细血管的动脉端滤出，进入组织间隙形成组织液；组织液与组织在进行物质交换后，进入毛细血管静脉端；在毛细血管静脉端，有效回吸收压大于有效滤过压，水分大部分被吸收入毛细血管；而剩下小部分则进入毛细淋巴管形成淋巴，由于蛋白质等大分子物质不能透过毛细血管壁，因此富含蛋白质的

☆ ☆ ☆ ☆

淋巴液形成。健康的淋巴系统能够通过自我调节，提高淋巴流量，完全地转运或清除组织间隙的大分子蛋白质，把从毛细血管滤出的液体、感染物以及其他外来的物质从组织间隙转送回循环系统。但是，当形成的富含蛋白质的淋巴液的量超过淋巴系统的运转负载能力时，就会产生水肿，以下将详细阐述淋巴水肿发生机制。

二、淋巴水肿的发生

当淋巴管不能将组织间隙的液体正常及时的转送至血液循环（即淋巴管输送功能障碍），就会导致淋巴水肿的发生。

（一）淋巴管输送功能障碍

淋巴管输送功能障碍可以分为三种类型。

1.高输出障碍　淋巴管正常，但是负荷增加超出了其运输能力而发生水肿，又称淋巴系统动力性障碍。

2.低输出障碍　淋巴系统受损，其输送能力低于正常生理状态下的淋巴负荷，又称为淋巴系统机械性障碍。

3.以上两种类型的结合　在急性炎症的情况下，淋巴系统可能出现暂时性的动力性障碍，如果炎症波及淋巴管本身，就可能发展成双重淋巴管功能障碍。

淋巴管输送功能障碍导致淋巴流动相对变慢或停滞的状态，这会在组织和淋巴间形成富含蛋白质的水肿液。

（二）淋巴系统的代偿机制

健康正常的淋巴系统可以通过增加淋巴流动率来代偿淋巴形成率的增加，即淋巴系统的代偿机制，主要通过以下四种途径进行代偿。

（1）淋巴管网内的侧支循环形成。

（2）淋巴形成增加，淋巴容量增大。

（3）淋巴 - 淋巴管吻合支开放或容量增加。

（4）淋巴 - 静脉吻合支开放或容量增加。

然而在某些特殊情况下，组织间液的产生量会远远超出淋巴管正常的代偿能力，进而造成组织间液的积聚，但这种积聚液的蛋白含量比较低，所以此类水肿还不能称为淋巴水肿。因此，淋巴水肿并不能形成于单纯的斯塔林平衡失代偿，淋巴水肿形成的必要前提是淋巴管的输送功能障碍。所以，即使斯塔林代偿机制未失衡，由于淋巴管的功能不全，也会造成积聚富含蛋白质的水肿液的现象，这就产生了淋巴水肿。当淋巴水肿发生时，压力会在较高的水平上达到一个相对的平衡，如果组织间液压力增加，淋巴液流量也会进一步增加。

三、淋巴水肿的组织病理学改变

当淋巴水肿刚刚发生时，富含蛋白质的组织间液积聚，临床上表现为凹陷性的、柔软的水肿。但淋巴水肿是渐进性发展的慢性疾病，在其慢性疾病进程中，其病理学改变主要包含透明质酸含量增高、组织纤维化、脂肪沉积和慢性炎症。其中，组织纤维化是淋巴水肿发生发展过程中的重要病理改变之一，也是判断淋巴水肿严重程度与分期的重要指标之一。目前淋巴水肿皮肤组织发生纤维化的发生机制尚不明确，可能的机制为：由于淋巴系统循环障碍，组织中大量侵入的细菌和抗原得不到及时清除，引发炎症反应，炎症介质能促进组织细胞合成胶原纤维和细胞外基质沉积，造成纤维化。另外，富含大分子物质，如蛋白质、透明质酸的淋巴液也能刺激成纤维细胞大量合成胶原纤维。若淋巴水肿没有得到控制，组织间液继续积聚，组织间隙中水分会相对流失，而蛋白质逐渐形成浓缩的效果，这会加剧皮下组织发生炎症和纤维化的反应。这种纤维化的反应使皮肤组织变硬，影响淋巴管的生长和运输功能，同时也会在不同程度上累及剩下的其他正常淋巴管，导致其瓣膜功能不全，造成淋巴管管壁的通透性下降，削弱了其内部的收缩力。此外，淋巴的淤滞造成富含蛋白质的液体积聚于机体内部，自然也给细菌、病毒等病原微生物的停留和繁殖提供了一个理想的环境，这也可能造成一系列感染和炎症反应。所以临床上会发现，很多淋巴水肿患者都会伴有淋巴管炎的反复发作，淋巴管炎也是淋巴水肿较为常见的并发症之一。这也是另一个恶性循环的开端，淋巴管炎和蜂窝织炎会反过来进一步加重皮下组织纤维化的速度和程度，进而造成淋巴管的阻塞。综上所述，淋巴循环障碍，淋巴管阻塞，富含蛋白质的组织间液的不断积聚而浓缩，这会加剧皮下组织纤维化程度，而皮下组织纤维化反过来又加重了淋巴管的阻塞，最终形成不能自主调节的恶性循环。

四、原发性淋巴水肿的发生机制

目前对原发性淋巴水肿发生机制尚不清楚，一般认为与淋巴系统的发育异常和基因变异有关。1998 年 12 月 Ferrell 团队首次揭示原发性淋巴水肿表现为外显率降低的常染色体显性遗传规律，具有遗传异质性，染色体连锁分析发现致病基因位于 5 号染色体长臂，即 5q34-35，该区内基因为血管内皮生长因子 C 受体（VEGFC-R 或 FLT4）。在此后有研究显示，遗传性淋巴水肿可能的致病基因还有 *CANX*、*FGFR4*、*HK3* 或 *hnRPH1*，编码对淋巴管特异的酪氨酸激酶受体，若这些基因发生错意突变，会阻止下游基因的活性和该受体自体磷酸化，对于维持淋巴管正常功能至关重要，*VEGFC-R* 基因突变是原发性淋巴水肿的一个重要原因。另外，有研究表明，显性基因 *IL4rs2070874*、*IL6rs1800795*、

☆ ☆ ☆ ☆

IL4rs2243250 会导致液体滞留从而产生淋巴水肿，同时显性基因 *VEGF-Crs 3775203* 和 *IL13rs1800925* 与肢体不舒适感有关。综上所述，遗传性淋巴水肿是一种多态性表型的基因连锁的显性遗传病，受多种遗传因子及环境因素的制约，其中最重要的是 *VEGFC-R* 及其受体的基因，并可能通过基因治疗得到明显改善，相关致病基因的发现将对从分子生物学水平解释淋巴水肿的发生机制、基因诊断和治疗提供新的途径。然而已知致病基因的临床特征及淋巴系统病变之间的关系还处于研究阶段，开展遗传性淋巴水肿的研究和临床筛查将有助于产前检查遗传家族患者的早期诊断，以及原发性淋巴水肿新治疗方法的制定。

五、继发性淋巴水肿的发生机制

（一）乳腺癌术后上肢淋巴水肿的发病机制

患侧上肢淋巴水肿是乳腺癌术后最常见的并发症之一。腋窝淋巴结与淋巴水肿的关系：腋窝淋巴结一般分为三水平，以胸小肌为标志，Ⅰ水平为胸小肌外侧组，包括腋窝淋巴结的外侧组（前群）、肩胛下组（后群）、腋静脉淋巴结（外侧群）、中央组（中间群的大部分）、胸大小肌间淋巴结；Ⅱ水平为胸小肌后组，包含胸小肌深面的腋静脉淋巴结组；Ⅲ水平及锁骨下组，包含位于胸小肌内侧的淋巴结及锁骨下淋巴结。上肢淋巴引流途径与腋窝淋巴结的大致关系为：起于手部与前臂的浅组淋巴结形成桡束、正中束与尺束，继而在肘上形成内侧上臂束，即上肢中央干淋巴通路，该束与来自肌间隔部的深组淋巴管共同汇入中央和腋静脉淋巴组，继而进入锁骨下淋巴组。上臂外侧部的淋巴汇集形成较小的外侧上臂束，即上肢侧干。研究结果表明，腋窝淋巴结清扫水平是上肢淋巴水肿发生的独立危险因素。Ⅰ、Ⅱ水平腋窝淋巴结清扫是临床上腋窝淋巴结转移患者的治疗标准，而Ⅲ水平腋窝淋巴结清扫则一直存在争议；清扫Ⅰ～Ⅲ水平腋窝淋巴结并不能提高乳腺癌手术的远期疗效，但会增加患肢淋巴水肿、感觉异常、疼痛、肩关节活动受限、积液等并发症。上肢侧干经三角肌胸大肌间沟进入锁骨下淋巴结组，其中一部分终止于锁骨下淋巴结组。Kubik 及团队发现：上肢侧干有长、短两种变异；长变异的前臂桡侧淋巴束与上肢侧干有交通，当上肢中央干受损时，上肢的淋巴液可经过交通支进入上肢侧干，继而进入锁骨下组淋巴结或是颈部的淋巴结进行代偿；短变异没有交通支，容易发生淋巴水肿。另外，Macdonald 等发现，唯一不引流到腋静脉的淋巴组是上肢中央淋巴组。如果患者上肢的淋巴液沿上肢淋巴主干流入上肢中央淋巴组且上肢淋巴管侧干无长变异，那么切除腋窝淋巴结或对中央区前哨淋巴结进行或组织检查后，则易发生上肢水肿。

以上理论提示，无论采用何种术式，患者都面临上肢水肿的风险，切除腋窝淋巴结后只要上肢淋巴引流通畅，水肿风险会大大减小。因此，上肢淋巴引

☆ ☆　☆　☆

流模式可能是水肿发生的关键机制。腋窝淋巴结切除改变上肢淋巴回流的模式成为乳腺癌术后淋巴水肿发生的重要原因。研究指出腋窝淋巴结切除数目越多越容易增加乳腺癌术后淋巴水肿发生的风险，清扫数目 > 5 个的患者乳腺癌术后淋巴水肿风险增加，因此进行前哨淋巴结活检术对淋巴水肿具有一定的保护作用。乳腺切除术常见的切口类型有纵切口、斜切口和横行切口。若手术采用纵行切口，切口向上臂延长，切口愈合后呈"鹰嘴"状，形成的瘢痕较长导致血液淋巴回流障碍更易造成淋巴水肿的发生。再者，放疗后微细的淋巴管狭窄或闭塞及皮下组织发生纤维化限制了淋巴回流，从而诱发乳腺癌术后淋巴水肿。另外，患者体质因素如 BMI ≥ 25kg/m^2，体内化学成分多不饱和脂肪酸浓度升高、脂肪酸脱氢酶活性指数升高等也与乳腺癌术后淋巴水肿发生相关。肿瘤复发或转移也易导致淋巴水肿发生。

乳腺癌术后淋巴水肿可以在术后即出现，也可在术后数月甚至若干年后出现。这两种情况下的水肿，其症状和发病机制之间既相互关联又有所区别。

1. 手术后很快出现的患侧上肢淋巴水肿，主要是由于手术过程中损伤腋窝局部软组织，局部软组织水肿加上术后局部加压包扎压迫上肢回流血管，使上肢回流不畅而发生上肢水肿。此时的水肿可较为严重，肿胀比较均匀，可累及手背甚至手指，致活动障碍。这类水肿可随局部软组织水肿的消退和加压绷带的去除，在 1 ~ 2 个月内恢复。上肢淋巴回流障碍也可以参与这类水肿，但因此类水肿出现较快，较短时间内组织间隙滞留的淋巴液少，因此这种类型的水肿比较容易消除，若患者足够重视，则往往能够通过适当的肢体活动达到最终消肿的目的，不足以成为水肿发生的主因。

2. 随着时间的推移，由于滞留患肢组织间隙淋巴液增多形成的不能完全消退的水肿，以及消退后再次发生的水肿，称为淋巴水肿。淋巴梗阻学说是该类淋巴水肿目前发展较为成熟的机制；另外还有泵衰竭学说以及近几年 Bates 在泵衰竭假说基础上提出的组织间隙压力失调学说；总结来说，上肢淋巴水肿发病机制包括以下几个方面。

（1）乳腺癌患者在腋窝淋巴结切除术后破坏了上肢的淋巴回流通路，导致富含蛋白质的液体滞留于组织间隙，从而使血管内外胶体渗透压梯度差减小，导致了上肢淋巴水肿的形成，此时的水肿为"可凹性水肿"。

（2）若未能及时去除病因，消除水肿，组织间隙中高浓度的蛋白质渗透刺激机体结缔组织的异常增生，胶质蛋白沉积，脂肪组织逐渐被纤维组织取代，淋巴管内的单向活瓣受损，管壁通透性减弱，泵功能衰竭，淋巴液回流障碍进一步加重，水肿难以恢复。

（3）随着时间的延长，组织间隙内的高蛋白液体给细菌繁殖提供了良好的培养基，皮肤受损后发生反复感染，致使皮肤与皮下组织增厚，皮肤角化、粗糙、色素沉着、疣状增生，坚硬如橡皮，甚至形成象皮肿，此时上肢的水肿为"不可凹陷性"。

（4）由于淋巴通路的破坏，使免疫细胞如淋巴细胞和巨噬细胞的循环途径被阻断，机体的免疫功能降低。因此皮肤破损后容易发生继发感染，导致患侧肢体淋巴肉瘤形成。

（二）妇科恶性肿瘤治疗后下肢淋巴水肿的发病机制与病理生理过程

下肢淋巴水肿是妇科恶性肿瘤患者淋巴结切除术后常见的慢性、远期并发症之一，子宫颈癌、子宫内膜癌、卵巢恶性肿瘤患者术后下肢淋巴水肿的发生率分别为 18.7%、15.3% 和 13.1%。妇科恶性肿瘤治疗后下肢淋巴水肿发生主要是因为手术切除盆腔淋巴结后，下肢淋巴回流通路被切断，导致下肢淋巴液淤积而形成淋巴水肿，同时伴随着慢性炎症、组织纤维化和脂肪组织增生。研究显示，患者年龄、淋巴结清扫数目、术后辅助放疗、化疗、持续站立时间是术后下肢淋巴水肿发生的危险因素。盆腔淋巴结切除术导致淋巴结和淋巴管缺损，切除数目越多，对淋巴系统的损伤相对越大，淋巴回流障碍引起下肢水肿。术后放射线照射使得盆腔毛细淋巴管及小淋巴管管腔闭塞、大淋巴管管腔狭窄、淋巴结萎缩、周围组织纤维化，加重淋巴回流通路及侧支循环损伤，从而导致下肢淋巴水肿。随年龄的增长，淋巴管 - 静脉吻合网逐渐减少，淋巴引流代偿能力随之下降；同时，缺损淋巴结及淋巴管修复能力减弱，易于导致淋巴回流障碍。长时间站立导致下肢淋巴回流阻力增大同时增加下肢淋巴负荷，不利于淋巴液回流，增加淋巴水肿发生；并且该项因素易受患者生活习惯的影响，如久坐、久走等。另外，妇科恶性肿瘤术后常见会阴部淋巴水肿，会阴部淋巴路径是两侧腹股沟淋巴结回流，若下肢淋巴水肿回流通路失代偿，会阴部发生水肿的概率明显增加。

妇科恶性肿瘤术后继发的下肢淋巴水肿主要临床表现为单侧或双侧下肢肿胀，伴有皮肤变厚、色素沉着，严重者甚至有纤维化、"大象腿"的表现。下肢淋巴水肿磁共振显示：淋巴水肿主要表现为真皮及皮下组织增厚，肌肉组织的体积和信号基本无改变，提示淋巴液主要淤积在皮肤及皮下组织。

VEGF-C 突变导致原发性淋巴水肿发生，同样 VEGF-C 也参与了继发性淋巴水肿的发生发展过程，其通过分泌一氧化氮合酶使淋巴管收缩功能减弱，促进了淋巴液外渗及聚集，在此基础上产生淋巴液的淤积。

淋巴液淤积后 TGF-β 表达水平升高，TGF-β 是一种促纤维因子，主要由巨噬细胞、肥大细胞和成纤维细胞所分泌，它会促进纤维化形成从而损害淋巴管功能、加重淋巴水肿的发展。同时，TGF-β 能直接抑制淋巴管内皮细胞增殖和管腔形成，也改变了 VEGF-C 的表达，加重淋巴淤积。对下肢淋巴水肿患者水肿部位皮肤进行解剖学研究发现，在淋巴液淤积最多的区域，组织纤维化最明显。由于组织纤维化导致淋巴管功能障碍这一过程需要一定的时间，因此临床上继发性下肢淋巴水肿常在术后 1 年，甚至更长时间才发生。淋巴结切除术后，淋巴管损伤能引发下游系列改变，促进纤维化，一旦到达一个临界点，淋巴水肿即发生。但若这个临界点没有到达，则患者仍然是无症状的。这能较好地解释为什么有的患者数年后才发生淋巴水肿，以及通常可能由一个小的事件如损伤或感染引发。HE 镜检发现，水肿程度越重，胶原纤维增生越明显，提示皮肤纤维化是妇科恶性肿瘤淋巴结切除术后下肢淋巴水肿的重要病理改变。

研究发现慢性淋巴水肿患者水肿部位的皮肤及皮下组织含有丰富的免疫细胞，包括淋巴细胞、巨噬细胞、浆细胞、树突状细胞、嗜中性粒细胞等，这些免疫细胞对于淋巴水肿的发生发展至关重要。产生 IL-4、IL-10 和 TGF-β，这些炎性因子协调作用引起纤维脂肪组织沉积、新生淋巴管功能不全、减弱淋巴管泵功能、增加淋巴液外渗及慢性炎症，最终导致淋巴水肿发生。过免疫组化分析发现，下肢淋巴水肿患者的水肿皮肤炎性因子 IL-4、IL-6、IL-10 表达增多。

综上所述，纤维化是妇科恶性肿瘤淋巴结切除术后下肢淋巴水肿的重要病理改变，与 CD4$^+$T 细胞炎性反应的炎性细胞因子（IL-4、IL-10）和血管内皮生长因子 VEGF-C，以及促纤维化因子 TGF-β 在淋巴水肿皮肤组织的表达显著增加，可能是导致淋巴管功能障碍和纤维化的关键因子，与淋巴水肿的发生发展密切相关。

第三节　淋巴水肿的危害与易感人群

一、淋巴水肿的危害

随着国民健康意识的提高和手术联合放化疗等综合治疗方法的开展，我国恶性肿瘤患者的五年生存率逐渐提高。而随着癌症生存期的延长，肿瘤治疗相关淋巴水肿给患者的生活造成极大的不良影响。淋巴水肿是进行性的病理改变，一旦发生很难逆转。研究报道，淋巴水肿是降低患者生活质量的独立危险因素，给患者生理、心理、认知功能及社会功能均造成不同程度的影响。

淋巴水肿给患者带来生活质量的影响包括以下四方面。

（一）生理并发症

1. 患肢（患部）肿胀增粗，早期患者自觉患肢皮肤弹性下降和紧绷感，随后出现肢体凹陷性水肿，可伴有沉重、麻木、无力、抬高困难、刺痛甚至烧灼感等不适。

2. 随水肿发展，淋巴液积聚增多，患肢组织纤维化和脂肪沉积不断加重，导致肢体表皮过度角化、变硬、粗糙，易出现损伤和反复感染；导致患肢关节活动障碍，肢体活动受限；最终出现肢体或器官畸形，晚期可致残。

3. 炎症发生：淋巴循环障碍易导致淋巴管炎症，而反复发作的淋巴管及周围组织炎症（丹毒和蜂窝织炎），不仅给患者带来痛苦，感染严重时还可能导致脓毒血症甚至危及生命，且每次感染都会使原有的淋巴水肿加重，由此形成恶性循环。

4. 合并有静脉疾病的淋巴水肿肢体晚期会形成难以治疗的慢性溃疡。

5. 晚期的淋巴水肿还可能从良性病变转变成恶性病变，如淋巴管／血管皮肉瘤、筋膜间隙综合征等，目前对这类恶性病变缺乏治疗方法，患者的生存期缩短。

（二）心理和情绪并发症

淋巴水肿引起的肢体肿胀造成患者自我形象改变和自尊心受挫；更严重的是肢体的长期不舒适感导致患者出现不同程度的负性情绪，如焦虑、沮丧、暴躁、失眠、疲劳、性冷淡等，研究表明 40% 以上的乳腺癌治疗后上肢淋巴水肿患者患有焦虑症。而自我形象改变和自尊心受挫等心理改变又加重患者焦虑、抑郁、自卑等负性情绪。由于水肿症状体征的持续存在和相关知识缺乏，会使患者担心自身的病情，引发其对水肿预后的担忧和对癌症复发进展的恐惧，严重削弱患者治疗康复的信心和积极性，加大治疗护理难度。

（三）自我适应与社会功能

上肢水肿和瘢痕挛缩所导致的肢体举重受限和肢体活动障碍不仅会限制肢体活动水平，还可能迫使患者改变原有的生活方式和职业家庭压力，严重降低患者的自我效能。患者长期伴随淋巴水肿，除影响其家庭日常生活方式外，对其认知功能及社会功能也有一定影响，如注意力不集中、反应迟钝、记忆力减退等。因生理、心理及认知功能的改变，患者逐渐减少社会活动，甚至出现社会角色缺失或社会脱离等表现。

（四）经济负担与医疗资源浪费

患者治疗淋巴水肿采取的各种措施会增加治疗护理费用，增加家庭经济支出，造成大量人力物力及医疗资源的浪费，加重医疗负担。

有不少淋巴水肿患者存在侥幸心理，认为仅仅手、足有点水肿不会有大碍，因而没有引起重视，而疾病的控制随病期的延长而愈加困难。因此淋巴水肿一旦确诊，就应该寻求专业机构和专科人士的帮助以求尽早得到专业的治疗。

二、淋巴水肿的易患人群

目前淋巴水肿还是一种无法预测的慢性疾病，尤其是发病机制尚不清楚的原发性淋巴水肿，不能通过预检验检查来发现。但是对一些特殊人群，有可能做到早诊断、早预防、早发现、早控制。这部分人群包括以下十类。

　　1. 有淋巴水肿家族史　虽然家族遗传性淋巴水肿在整个原发性淋巴水肿患者人群中只占少数，但是有家族史的人群较无家族史的人群发生淋巴水肿的概率要大得多，家族遗传性的淋巴水肿可以在出生时就发病，但是也有近 50% 的患者在青春期和成年时才出现淋巴水肿的症状。因此，这部分人群应该对疾病的发生提高警惕，关注身体的状况，一旦发生局部的水肿，就应该即刻就医，争取早诊断，早治疗。

　　2. 恶性肿瘤根治术后（包含区域淋巴结切除术及放射治疗）患者　常见的女性恶性肿瘤如乳腺癌、子宫颈癌、子宫内膜癌、卵巢癌、外阴癌患者经过淋巴结切除术及放射治疗后，男性恶性肿瘤中前列腺癌、膀胱癌、阴茎癌、会阴部 Paget 病手术的患者。有 5% ～ 30% 会发生上肢或下肢继发性淋巴水肿。发病的原因是在切除肿瘤病灶的同时，还切除了引流该部位的淋巴结，切断了引流淋巴管，导致远端组织淋巴液回流受阻，从而引发淋巴水肿。肿瘤根治术或放疗后发生淋巴水肿的时间差异很大，水肿可以发生在术后早期，并持续加重；也可在术后早期出现一过性的水肿，但很快自行消退；还有部分发生在术后数年，甚至十年、数十年才出现病症。尽管淋巴水肿发生早或晚的原因还不十分清楚，但确有一些因素被认为与淋巴结切除术后淋巴水肿的发生有密切的因果关系，如果能够了解这些可能的诱发因素，做到早关注、早预防，就有可能阻止疾病的发生。

　　3. 下肢静脉曲张和瓣膜关闭功能不全的人群　静脉系统和淋巴系统在结构和功能方面有许多相似之处，比如都有瓣膜，都是向心性流动，都承担输送组织间液的功能，而且淋巴管和静脉之间还有许多交通支，在某些情况下，两个系统之间互通。因此长期的下肢静脉曲张和（或）瓣膜关闭功能不全而引起的组织水肿（又称静脉性水肿）时，非常容易波及同侧肢体的淋巴循环，导致淋巴管继发性扩张，进而引起淋巴管功能不全和淋巴水肿，此时肢体的水肿是静脉和淋巴双系统病变的结果，因此又称为静脉 - 淋巴混合型水肿。

　　4. 复发性的淋巴管和淋巴结炎　又称复发性的丹毒。反复发作的淋巴管炎多见于下肢，常先由足癣导致皮肤糜烂，进而细菌（主要是溶血性链球菌）侵入引起淋巴管和腹股沟淋巴结的急性炎症。淋巴管和淋巴结多次感染会造成管壁和淋巴组织结构破坏，甚至管腔闭塞，阻碍淋巴液的回流。有相关病史的患者应在积极治疗淋巴管炎症的同时，还要重视诱发因素如足癣的治疗，从源头上阻断和预防可能造成的对淋巴管和淋巴结永久性的破坏。

　　5. 恶性肿瘤腹股沟淋巴结转移　恶性肿瘤扩散到淋巴结可以堵塞淋巴结内的淋巴循环通路，进一步引发淋巴管的扩张和回流受阻，造成该区域淋巴结群引流区域的水肿。盆腔内外的恶性肿瘤都有可能扩散到腹股沟淋巴结，包括子宫颈癌、子宫内膜癌、卵巢癌、外阴癌、膀胱癌、前列腺癌、恶性黑色素瘤以及淋巴瘤、较少见的腹腔内消化道和肺部的癌症。由癌症侵犯腹股沟淋巴结引起的下肢淋巴水肿又称为恶性淋巴水肿，特点是起病急、进展快，这一点与良性淋巴水肿起病慢、进展缓的临床特征不同。对于年老者，在较短时间内发生发展较快的下肢、外生殖器以及下腹部的水肿应高度警惕恶性淋巴水肿，尽早就医，进一步排查。

6. 腹股沟淋巴结摘除术后　腹股沟淋巴结炎症可能引起淋巴结慢性肿大，在腹股沟区可能触及似肿块的增大的淋巴结。将肿大的淋巴结当作"肿块"或"瘤"切除，在临床上并不少见。淋巴结摘除后造成淋巴循环通路的缺损，如被切断的淋巴管未能再生以恢复淋巴通路和循环，可形成永久性淋巴水肿。腹股沟淋巴结的肿大或"肿块"多见于儿童或年轻人，外科医生对此类肿大的腹股沟淋巴结肿块切除术应非常慎重，避免误诊和不恰当治疗。

7. 大隐静脉曲张剥离术或为搭桥术而切取下肢隐静脉　大隐静脉曲张是临床常见疾病，隐静脉剥离术和激光治疗术都有可能损伤和静脉伴行的下肢集合淋巴管，由此造成淋巴水肿。此类淋巴水肿往往在手术后早期即发生，如果在隐静脉手术治疗后很快出现肢体水肿，应高度警惕是否为手术的淋巴管损伤后遗症，尽早去专科就诊，早发现，恰当治疗。腹股沟淋巴结摘除和隐静脉手术造成的淋巴水肿又称医源性水肿，是由于不恰当的医疗行为造成的后遗症，应最大可能地避免。

8. 下肢软组织撕脱伤　最常见于车祸、挤压伤等大面积的下肢软组织撕裂和挫伤，由于受损组织范围广且深，行走于肌筋膜表面的浅表集合淋巴管多数受损，淋巴管难以完全再生，可导致受伤远端淋巴回流受阻形成淋巴水肿。

9. 乳房、腋窝淋巴结、锁骨上淋巴结放射治疗　乳房、腋窝和锁骨上转移性或原发性淋巴结恶性病变经过放射治疗后淋巴结被破坏，发生萎缩和纤维化，导致输入淋巴管回流受阻，上肢及躯干皮下水肿。

10. 关节置换术后　一部分关节置换术后的患者易发生淋巴水肿。原因是手术创伤导致组织淋巴液回流困难，又称为术后继发性淋巴水肿，表现为下肢水肿，多为凹陷性，尤其是在踝关节周围和小腿部位。早晨较轻或者完全正常，下午尤其是在站立后出现水肿加重，有的可以缠绵数年之久。除水肿外，没有疼痛症状。

第3章

淋巴水肿的分类与病因

☆☆☆☆

淋巴水肿的分类按照发生原因分为原发性淋巴水肿和继发性淋巴水肿；按照淋巴系统有无癌细胞浸润分为良性和恶性。

第一节　淋巴水肿的分类

一、原发性淋巴水肿

（一）定义

原发性淋巴水肿指的是淋巴系统的发育异常，是先天性的淋巴管缺如，没有淋巴管或淋巴管很细小不足以回流淋巴液，引起淋巴管回流受限，发病原因尚不明的一类淋巴水肿。原发性淋巴水肿以四肢，尤其是下肢多见，也可发生在外生殖器、颜面部、臀部和下腹部。可以是单肢体发病，也可能多部位、多肢体。多部位发病者，可以是对称性，如双下肢，也可以是非对称性，如左上肢和右下肢同时患病。可以是先天的或遗传性的，通常表现为出生时发病，有5%～10%的原发性淋巴水肿是遗传性的。遗传性特点为：女性发病率略高，男性一般出生时发病，女性在青春期时发病，有记录的大多数患者都具有常染色体显性突变。

（二）病因

1. 发育不全　最常见的发育异常指的是淋巴管发育不全；表现为淋巴管的数量减少，现有淋巴管直径小于正常的淋巴管径。

2. 增生　表现为淋巴管扩张或淋巴管增大，淋巴管的直径比正常的要大。淋巴管的扩张导致淋巴管内的瓣膜系统发生功能障碍，经常导致淋巴反流。

3. 不发育　表现为单个淋巴管、毛细血管或者淋巴结缺失，如：Kinmonth综合征（腹股沟淋巴结纤维化），纤维化的改变主要影响所涉及淋巴结的淋巴窦和小梁区域。这可能会影响传入淋巴管中的淋巴转运。

二、继发性淋巴水肿

（一）定义

继发性淋巴水肿指有明确引发因素的淋巴水肿。根据发病因素的不同，继发性淋巴水肿有以下类型：放射治疗以后、医源性、感染后、恶性肿瘤治疗或转移引起的淋巴水肿。

（二）病因

继发性淋巴水肿往往好发于一些感染性的疾病，丝虫病引起的淋巴水肿较为常见，也好发于一些细菌感染，如丹毒引发的淋巴管炎，迁延表现为淋巴水肿。另外，一些乳腺癌手术后，手术的清扫损伤到了淋巴管，引起的回流受阻，导致淋巴水肿。恶性肿瘤根治术后的继发性淋巴水肿中最常见于女性乳腺癌、子宫颈癌、子宫内膜癌、卵巢癌根治手术后。男性患者比较常见于前列腺癌、阴茎癌及会阴部 Paget 病手术后。偶见于膀胱癌、直肠癌手术治疗后。

1. 丝虫病性淋巴水肿　反复的丝虫感染可使受累的淋巴管狭窄、闭塞，以致在后期出现淋巴水肿。

2. 细菌感染性淋巴水肿　有反复发作丹毒的病史，屡次发作后造成了淋巴管的阻塞，引起淋巴水肿，多见于下肢。初为凹陷性水肿，以后皮肤及皮下组织纤维增生，汗腺、皮脂腺遭到破坏，皮肤粗糙，硬如皮革。有时表面呈桑葚状，出现疣状增生物。有些患者的皮肤可裂开，渗出淋巴液。少数可发生慢性溃疡。

3. 肿瘤性淋巴水肿　淋巴系统恶性肿瘤和淋巴转移性肿瘤，可以阻塞淋巴管而发生淋巴水肿。肿瘤性淋巴水肿呈无痛性、进行性发展。初肿于肢体近端，以后延伸到远端。淋巴结的转移性肿瘤多来源于乳腺、宫颈、阴唇、前列腺、膀胱、睾丸或骨骼的癌症。有时原发灶小，不易发觉，而淋巴水肿却可以比较明显，因此对于原因不明的淋巴水肿患者应注意肿瘤存在的可能性。必要时可行淋巴结活检。

4. 淋巴结清除术及放射治疗后淋巴水肿　这类淋巴水肿临床上较常见的是乳腺癌根治术后引起的上肢淋巴水肿，一般在术后肢体开始活动时即有近侧上肢的轻度水肿。有的患者术后做过多次放射治疗，放射线使组织纤维化，阻塞淋巴管，亦可引起淋巴水肿，可在根治术后数年发生。

恶性肿瘤治疗后的继发性淋巴水肿在我国未受到足够的重视，肿瘤外科医生的治疗目标是彻底切除肿瘤，较少关注手术后的并发症——淋巴水肿。

第二节　原发性淋巴水肿的分类

一、按发生时间分类

1. 先天性淋巴水肿（congenital lymphedema）　出生时或出生后数月发病，占发病总人数 10%。

2. 早发性淋巴水肿（lymphedema praecox）　35 岁前即儿童或青春期发病，占发病总人数 71%。

3. 迟发性淋巴水肿（lymphedema tarda）　35 岁及以后发病，占发病总人数 19%。

二、按发生部位分类

淋巴水肿以肢体多见，常见单侧下肢，也可以表现为双侧下肢。双侧下肢可表现为先后发病，两侧肢体开始水肿的间隔时间可相差数年，病变的程度也可有差异。上肢原发性水肿较少见，以单侧多见。体表的多部位淋巴水肿呈现的不对称性提示调节人体发育对称的基因参与淋巴水肿的发病。

三、按淋巴系统病变分类

（一）基于直接淋巴造影的分类

在直接淋巴造影的基础上按淋巴管的病理改变将原发性淋巴水肿分为以下四类。

1. 淋巴管发育不良　浅表集合淋巴管和淋巴结数量减少，淋巴管管径小。此型最为常见。

2. 淋巴管过度发育　毛细淋巴管和集合淋巴管均受累，较正常粗大，管腔扩张，瓣膜功能不全，也可能有管壁平滑肌收缩功能不全。通常伴有区域（如腹股沟、淋巴结）淋巴结数目增多和体积增大。

3. 淋巴管缺失　此类畸形不太可能导致整个肢体的淋巴管的缺失。目前认为主要是毛细淋巴管缺失，而前集合淋巴管和集合淋巴管仍存在。

4. 腹股沟淋巴结纤维化　也称 Kinmonth 综合征。髂窝和腹股沟淋巴结纤维化，纤维硬化，脂肪退化。可伴有其他淋巴管发育不良。由于技术上的局限性，直接淋巴造影不能对所有患肢进行观察，有相当一部分患者未能找到可供插管的淋巴管，因此未能计入统计。此外，单根淋巴管插管产生的图像或不能全面反映淋巴系统的病变，特别是淋巴结的病变。

（二）基于 MRI 淋巴造影的最新分类

采用高分辨率动态 MRI 淋巴造影对原发性淋巴水肿的淋巴系统的最新病变分类，包括三大类型及其亚型。

1. 单纯淋巴结病变　淋巴结组织结构异常。

2. 单纯淋巴管病变

（1）淋巴管稀少或缺失，扩张增生。

（2）淋巴管扩张增生。

3. 淋巴管和淋巴结均有病变

（1）淋巴管和淋巴结稀少或缺失。

（2）淋巴管稀少或缺失，淋巴结增生。

（3）淋巴管稀少或缺失，淋巴结结构不良。

（4）淋巴管和淋巴结均增生。

（5）淋巴管扩张增生，淋巴结少而小。

（6）淋巴管扩张增生，淋巴结组织结构异常。

从临床体征上看水肿和组织纤维化随病期延长而加重。单纯淋巴管发育不良的肢体水肿以踝周和足背较常见。大腿和外生殖器、臀部、下腹部的水肿在单纯腹股沟淋巴结病变（发育不良和结构异常）较常见。各类型之间的临床表现和蜂窝织炎和淋巴管炎的发生率没有显著的差异。

以上分类结果表明，淋巴管和淋巴结的病变并不总是一致，淋巴管缺失和淋巴结增生可发生在同一个体，淋巴管扩张增生和淋巴结稀少也可发生在同一个人，表明在胚胎发育过程中有多种因素影响了淋巴系统的发育。原发性淋巴水肿的发病机制目前了解得很少。近期的研究表明淋巴系统的胚胎发育大致分为三期：①淋巴管分化，发育形成初始淋巴囊，淋巴管和淋巴结不再共同发育，各自独立分化生长；②淋巴管形成分支，与血管系统分离；③淋巴管再塑形，起始淋巴管网成熟分化为毛细淋巴管和淋巴管。新近研究发现淋巴系统发育的各个阶段受到诸多细胞因子的调控。原发性淋巴水肿的淋巴系统所呈现出的复杂多样的病理改变有可能是在淋巴系统胚胎发育的不同阶段发生的。例如淋巴管发育不良有可能是淋巴管内皮细胞发育受到抑制，而淋巴管和淋巴结的过度发育有可能是发生在起始淋巴囊形成和淋巴管和淋巴结分开发育之间。

第三节　继发性淋巴水肿的分类

继发性淋巴水肿指有明确继发因素引起的淋巴水肿。根据发病因素的不同，继发性淋巴水肿主要分为肿瘤（肿瘤本身及相关治疗）、感染（蜂窝织炎和丝虫病、丹毒）、创伤（关节置换术、静脉等血管手术）三大类。

☆ ☆ ☆ ☆

恶性肿瘤根治术常涉及淋巴结的切除和淋巴管的损伤，其中女性乳腺癌、子宫颈癌、子宫内膜癌、卵巢癌根治手术后最常出现继发性淋巴水肿。男性患者继发性淋巴水肿比较常见于前列腺癌、阴茎癌及会阴部 Paget 病手术后，偶见于膀胱癌、直肠癌手术治疗后。继发性淋巴水肿主要表现为肢体进行性肿胀、活动受限及皮肤性质改变，进展至后期易并发皮肤感染、蜂窝织炎、淋巴管炎、皮肤溃疡甚至有致残风险。由于继发性淋巴水肿具有慢性进展及难治愈的特点，患者在接受恶性肿瘤外科治疗后，仍要饱受肢体淋巴水肿带来的生理和心理上的双重折磨，严重影响患者的生活质量。在我国，恶性肿瘤治疗后的继发性淋巴水肿尚未得到医生和患者的足够重视。肿瘤外科医生的治疗目标是彻底切除肿瘤，保证患者的生命安全，较少关注手术后的并发症——淋巴水肿给患者带来的生活质量的影响。随着接受外科根治性手术和（或）放疗的恶性肿瘤患者不断增多，继发性淋巴水肿的发病率也逐年升高。有报道称，乳腺癌术后淋巴水肿的发生率在 6% ～ 30%，盆腔恶性肿瘤术后的发生率在 1% ～ 47%，头颈部肿瘤术后的发生率在 22% ～ 56%。发生率的变化受到治疗的方式、随访时间的差异及淋巴水肿危险因素（如高龄、感染和肥胖等）的影响。

一、肿瘤本身及肿瘤治疗相关性淋巴水肿

肿瘤本身及肿瘤治疗相关淋巴水肿作为一类无法治愈的并发症，病因尚未明确，根据目前的研究，肿瘤本身引起的淋巴水肿与肿瘤的类型、肿块的大小、肿瘤发生的部位及肿瘤的期别有关。而肿瘤治疗期间不同的手术方式、不同的切口类型及是否接受放射治疗，都对淋巴水肿的发生产生重要的影响。

1. 乳腺癌相关的淋巴水肿　乳腺癌是全球女性最常见的一种恶性肿瘤，近年来我国的发病率也呈逐年上升趋势。部分乳腺癌患者在癌症治疗后会出现一系列并发症，其中乳腺癌相关淋巴水肿就是其中一种，也是常见的继发性淋巴水肿。既往研究报道乳腺癌相关的淋巴水肿发生率为 14% ～ 60%。乳腺癌相关淋巴水肿危险因素包括腋窝淋巴结清扫术（axillary lymph node dissection，ALND）、前哨淋巴结活检（sentinel lymph node biopsy，SLNB）、乳房 / 胸壁放疗、淋巴引流区放疗（regional lymph node radiation，RLNR）、辅助化疗（紫杉醇为主）等。

乳腺癌最重要的治疗手段即外科手术，手术范围包括乳腺原发肿瘤的处理和区域淋巴结的处理。传统的手术方式主要为乳房全切术联合腋窝淋巴结清扫术，行这类手术的患者，易发生同侧上肢的水肿。随着对乳腺癌生物学行为的深入研究和肿瘤外科医生对乳腺癌术后并发症的重视，乳腺癌的手术逐渐由大变小，保乳手术及前哨淋巴结活检（SLNB）的运用越来越广泛。改良手术方式的出现，减少了淋巴结切除的数量，保留了未被肿瘤侵犯的淋巴结，但术后接

受放疗的患者，照射野的淋巴管易出现纤维化，影响淋巴循环，导致一部分患者出现乳房水肿。手术创伤和术后瘢痕会造成腋静脉狭窄，也会对上肢静脉回流造成影响，使回流下降，造成上肢淋巴水肿。

2. 妇科肿瘤相关的淋巴水肿　下肢淋巴水肿是妇科肿瘤患者治疗后发生的一种常见的慢性不可逆转的并发症。据报道，全世界约 2000 万患者受下肢淋巴水肿影响。妇科肿瘤治疗后下肢淋巴水肿总发生率约 25%，在某些特殊群体中可高达 70%。

淋巴结切除术和放疗是妇科肿瘤患者下肢淋巴水肿发生的最重要的危险因素。妇科肿瘤的常见淋巴转移部位主要为盆腔、腹主动脉旁和腹股沟淋巴结，这些淋巴结常在术中被部分或全部切除。一般来说，下肢淋巴水肿的风险与被切除的淋巴结数量成正比，且某些淋巴结的切除被认为是风险较高的。仅前哨淋巴结标测已被证明能够在妇科恶性肿瘤中将下肢淋巴水肿的风险降低至 10% 以下。盆腹腔的放疗导致照射野的淋巴结和淋巴管硬化、纤维化，导致下肢淋巴回流受阻。一项放疗与妇科肿瘤患者下肢淋巴水肿风险的荟萃分析发现，接受放射治疗的患者患下肢淋巴水肿的总体风险为 34%。

目前常用的妇科手术方式主要为开腹手术和腹腔镜手术两种。开腹手术和腹腔镜手术产生的伤口形状、大小不一样，对术后淋巴水肿产生的影响也不同。妇科肿瘤开腹手术主要为纵向切口，切口较长，如果女性患者之前接受过剖宫产并且为横切口，那么下腹部会形成一个十字形的瘢痕，局部的毛细淋巴管和前集合淋巴管受到破坏，淋巴回流受阻。腹腔镜属于微创手术，伤口小且美观，对皮肤完整性和淋巴循环的影响较开腹手术小。

3. 肠癌、膀胱癌相关的淋巴水肿　早期水肿局限在外阴部或发生在足背和踝周，随着病期延长，水肿的范围可扩大到下腹部或整个下肢。这类水肿的发生率较女性盆腔肿瘤治疗后的低。由于盆腔内广泛的淋巴管被结扎或切断，术后在盆腔或腹股沟区也可形成淋巴囊肿。霍奇金和非霍奇金淋巴瘤治疗也可发生类似的下肢继发性淋巴水肿。

4. 头颈部肿瘤相关的淋巴水肿　头颈部继发性淋巴水肿常见于面部水肿，偶有患者出现舌部水肿。口腔舌或颊癌、甲状腺癌、甲状旁腺癌、上颌窦癌等需做颈部淋巴结清扫，还可能切除上下颌骨，导致颈面部淋巴循环障碍，进而形成水肿。

5. 恶性肿瘤淋巴道转移引发的恶性淋巴水肿　恶性淋巴水肿发生的原因主要有肿瘤细胞穿透淋巴管壁阻塞淋巴管；肿瘤压迫淋巴管而阻塞淋巴循环；肿瘤转移到腹股沟、颈部、腋下等淋巴结从而阻断淋巴回流等。某些恶性肿瘤不易被早期发现，当发生淋巴结转移后，肢体淋巴水肿往往成为肿瘤的首发症状。此外，患肢出现的皮肤改变难以用慢性淋巴水肿常见的皮肤症状解释。恶性淋巴水肿的发展一般较快，皮肤张力较大，并有不同程度的充血伴有局部疼痛。这些特点与非恶性的淋巴水肿不同。原发性的和复发性的恶性肿瘤均可能引发淋巴水肿。

既往恶性肿瘤患者诊断淋巴水肿时，必须首先考虑淋巴水肿的原因是恶性肿瘤的复发转移，还是治疗恶性肿瘤的并发症。患者的辅助检查方面，50% 以上患者肿瘤标志物异常，近 1/3 的患者存在不同程度的贫血。腹股沟、腋下及可疑部位用超声、CT、MRI 检查具有较高的检出率，此外放射性核素显像对恶性肿瘤侵犯淋巴管及淋巴结等也有一定的辅助诊断作用。

二、感染相关继发性淋巴水肿

1. **丝虫性淋巴水肿**　是世界范围内患者人数最多的继发性淋巴水肿，2000年 WHO 将丝虫病列为第二大致残因素。我国曾是丝虫性淋巴水肿最严重的国家之一，但到 2007 年我国已经成功消灭丝虫病，目前已较难见到丝虫性淋巴水肿，现存的多为 20 世纪五六十年代遗留的老患者。丝虫性淋巴水肿的致病丝虫有班氏丝虫和马来丝虫两种。血中的丝虫幼虫经蚊子叮咬后传播扩散，它们寄生在淋巴系统，生活期达 4 ～ 6 年，此间繁殖出成百万的微丝虫进入血液。丝虫的摆动损伤了淋巴管的瓣膜和内皮细胞，它们代谢的产物及死亡的寄生虫也会引发人体的免疫反应，导致淋巴管炎和淋巴管瘫痪。淋巴管和淋巴结的结构损伤，如管腔扩张瓣膜闭合不全或闭塞及淋巴结纤维化，淋巴循环因而受阻形成组织水肿。很多人幼年时得病，成年后才发现。虽然血里已有成千上万的幼丝虫，患者可以没有明显的症状。随病情的发展，在成年后出现生殖器、上肢或下肢的淋巴水肿甚至严重的肢体畸形。病变区常有频频发作的淋巴结和淋巴管炎症，加重水肿和组织纤维化，形成恶性循环。目前，全世界丝虫病主要发生在非洲一些原始的部落，我国丝虫感染引发的淋巴水肿已罕见。

2. **淋巴管（结）炎引发的淋巴水肿**　反复发作的淋巴结炎和淋巴管炎（丹毒）会造成管壁水肿、增厚、纤维化、狭窄和闭塞，淋巴管和淋巴结的结构被破坏，最终阻塞淋巴回流通路，致使蛋白质和细胞代谢物（如大分子蛋白质和透明质酸）在细胞外间隙累积，引发淋巴水肿。淋巴管炎（结）患者皮肤表现为红斑、沿着浅表淋巴管走行分布的红线和肿大淋巴结节。足癣易引发皮肤溃烂，继而细菌侵入淋巴管导致淋巴管炎，也是形成淋巴水肿的主要诱因。临床可见一次或数次丹毒发作导致持续的不可逆肢体淋巴水肿。所以一旦出现淋巴管(结)炎，应积极尽早就医，采取抗生素治疗。

3. **乳腺癌术后伤口感染引发的淋巴水肿**　乳腺癌根治术后的患者，当其自身免疫功能降低时，术后有伤口感染的风险。因伤口感染时，会加快淋巴循环、细胞循环，加重淋巴管阻塞，增加淋巴水肿发生率。同时感染期间，凝血纤溶

☆☆☆☆

功能异常，会损伤微血管，加快血液中的液体渗透到组织间隙，加重局部水肿症状。

三、创伤相关继发性淋巴水肿

1. 车祸造成的下肢广泛的皮肤撕脱伤或挤压伤，以及静脉血管手术后给身体带来的创伤可造成继发性淋巴水肿。因为严重的外伤和静脉血管手术，会造成较大范围的软组织（皮肤、皮下组织、肌肉）缺损。由于创伤深且范围大，浅表淋巴管甚至深部淋巴管也会遭受损伤和缺失，留下大面积或者是环状的紧贴骨头的瘢痕，可以造成远端肢体淋巴水肿，以下肢多见。正常情况下，人体淋巴管再生修复的能力很强，对于损伤不严重或不广泛的淋巴管损伤机体能较快自行修复。但皮肤的广泛损伤加大了淋巴管修复的难度，还会形成广泛的瘢痕，日后瘢痕的挛缩会压迫新生的淋巴管，阻碍新建的淋巴循环，远端的受阻淋巴管会逐渐形成管腔狭窄甚至闭塞。创伤痊愈早期水肿可不即刻发生，经过一段时间潜伏，水肿逐渐出现并加重。水肿开始时，出现在肢体远端，如没有得到及时正确的治疗，肿胀逐渐加重，还可伴有频发的丹毒，最终形成象皮腿（足）。

2. 关节置换术后带来的创伤也可造成继发性淋巴水肿。该水肿常表现为凹陷性水肿，皮肤角化伴色素沉着，一般无疼痛症状。临床上可采用软枕或可调节抬高患肢；适当的早期功能锻炼，如踝泵、股四头肌等长收缩等；红外线理疗；借助机械装置的早期持续被动运动；营养支持治疗等处理方法来治疗和改善淋巴水肿的症状。

四、淋巴水肿恶性变

1. Stewart-Treves 综合征（STS）　也称血管 / 淋巴管肉瘤，病理检查显示肿瘤主要以异常增长的血管内皮细胞构成。这一病名被广泛用于任何原因引起的慢性淋巴水肿，包括先天性淋巴水肿和其他原因引起的继发性淋巴水肿，是一种与慢性淋巴水肿相关的血管肉瘤。STS 是一种罕见疾病，有较强的致死性，表现为长期的淋巴水肿伴有进行性发展的皮肤血管瘤，多见于乳腺癌根治术后的上肢淋巴水肿，虽然乳腺癌能够被根治，但是再次发生的原发性肿瘤能给患者造成更严重的后果。STS 也有从原发性和先天性淋巴水肿、外伤、丝虫性淋巴水肿发展而来的。

STS 的发病原因和机制尚不清楚。一些研究表明，淋巴水肿发生时，由于淋巴液停滞、结缔组织重塑以及微环境中生长因子的相对上调，可产生局部免疫缺陷。这被认为与恶性疾病的潜在发展有关。人们认为传入淋巴引流的缺陷阻碍了肿瘤特异性抗原的早期识别，当局部免疫监视机制失效时，该区域变得免疫脆弱，易患癌症。也有研究表明，放射治疗、广泛的瘢痕和反复的慢性感

☆ ☆ ☆ ☆

染是淋巴水肿肢体发生 STS 的主要因素。淋巴血管肉瘤是生长极快的肿瘤，局部复发率高，早期多处转移，长期存活率极低，肺和胸腔转移是最常见的死亡原因，也可能转移至肝脏。绝大多数患者为女性，常见于术后 5 ～ 15 年发病，高峰发病年龄 65 ～ 70 岁。患者患部皮肤可出现皮肤角化，经过 1 ～ 30 年的潜伏期，最初在慢性淋巴水肿区首先出现一个紫色斑点，然后发展成结节，或皮下可触及的包块，或者难愈合的反复出血的黑斑。典型的 STS 的病损是多发性的蓝红色斑疹。围绕这些结节发展成小范围的卫星区域，最后融成大范围的病损。由于血管肉瘤持续生长和扩大，萎缩的表皮可能发生溃疡，复发性的出血和感染。组织坏死在晚期更加明显。最终皮肤病损更加广泛，出现全身转移。与慢性淋巴水肿相关的血管肉瘤发生在坚实的非可凹性水肿基础上，表现为固定、融合性的紫红色丘疹或质硬肿块。组织病理学检查可显示管腔不规则，真皮及皮下组织浸润生长，部分管腔相互融合连通，部分管腔内可见红细胞。管腔上皮呈明显的异型性，像钉子一样突入管腔部分区域肿瘤细胞出血坏死。这些患者还具有虚弱、消瘦、疼痛、肿块、淋巴结肿大等临床症状。超声、MRI和 PET-CT 可协助诊断。

　　近年来，随着乳腺癌手术方式的多样化，大范围的乳腺组织切除和广泛淋巴结清扫慢慢被替代，淋巴管肉瘤的发生率也有所减少。淋巴管肉瘤面临的有效治疗是截肢，如有远处转移需做化疗。近期报道采用血管生长的抗肿瘤药也有效。外科手术，辅以化疗和放疗，临床疗效不显著。单纯放疗和单化疗效果差别不大，效果不明显。早期截肢或局部扩大切除可能提高生存率。值得注意的是，即使早期手术，局部复发和转移的发生率也很高。此病最有效的预防方法是积极治疗慢性淋巴水肿和丹毒等并发症。早期对有怀疑的皮肤病变作组织活检可早诊断，早期外科手术可提高生存率。

　　随着淋巴水肿患病率的上升，医生应该意识到淋巴水肿肉瘤变性的可能性。早期识别肢体淋巴水肿的可疑病变并进行活检是非常有必要的。对于长期慢性淋巴水肿患者，有必要进行密切随访（淋巴水肿后 3 个月、6 个月、1 年），积极寻找恶性淋巴水肿的征象或症状，尽早发现恶性病变，避免 STS 诊断和治疗的延误。

　　2. 淋巴水肿相关的上皮样肉瘤（epithelioid sarcoma）　上皮样肉瘤是非常少见的软组织恶性肿瘤，生长在肿瘤的皮下和真皮层，并且呈浸润性生长，年轻人的肢体多见，偶尔见于原发性（先天性）淋巴水肿肢体，提示两者之间可能有因果关系。淋巴水肿肢体上皮样肉瘤的病理特征表现为瘤细胞呈上皮样形态，核质清楚，在皮下和真皮内呈巢状分布，瘤组织之间分布胶原纤维。免疫组化显示上皮特异性标志 Vin（Vimentin）和 AE1/AE3（cytokeratin）阳性。该病起病隐匿，进程较一般恶性肿瘤缓慢，较早转移至区域淋巴结（腹股沟）。皮损表

☆ ☆ ☆ ☆

现为在淋巴水肿的肢体远端皮肤，出现暗红至紫红色结节和斑块，突出于皮肤表面，范围较大，直径可达 5cm，局部皮温高，患者伴有疼痛。此病诊断依赖病理检查。目前的治疗倾向于先用联合化疗，而不主张早期手术。

第四节　其他类型淋巴水肿

一、乳糜反流性淋巴水肿

生理情况下乳糜从小肠淋巴管到肠淋巴干，然后注入乳糜池，再经胸导管入血。肠淋巴干还回收来自胃、胰腺、脾和肝的淋巴液。腰淋巴干回收来自下肢、下半部分躯干、肾上、生殖器、子宫及附件的淋巴，也注入乳糜池。如果乳糜池的淋巴回流受阻，则乳糜液的倒流会波及乳糜池引流的所有区域，这就是乳糜反流。乳糜反流也可波及胸腔。

1. **原发性乳糜反流**　胸导管、乳糜池和小肠淋巴管发育异常引发。乳糜池中淋巴的淤积可扩散到整个肠干引流的区域，腰淋巴干及其瓣膜随之扩张。造成瓣膜关闭功能不全。肠系膜淋巴管充满乳糜液后可形成乳糜淋巴瘤，也可能破裂，乳糜液流入腹腔形成乳糜腹腔积液。腰淋巴干内反流的乳糜液可弥散到肾脏和膀胱，引起乳糜尿。如波及子宫、阴道和卵巢，形成卵巢乳糜囊肿和阴道淋巴液漏，或者流入结肠和直肠淋巴管，引起肛门乳糜外溢。乳糜液反流还可波及关节，导致关节常疼痛，伴发热。胸腹腔的淋巴管和淋巴结之间有复杂的交通支相连 - 淤滞的乳糜液可向远处漫延到达腋窝、锁骨下、胸骨后、腹股沟的淋巴结。胸导管的发育缺陷或乳糜池淋巴液淤滞时乳糜液可通过各条交通支（胸壁与腹腔脏器、肋间淋巴管与腹腔脏器、心脏与支气管、后腹膜与脊柱旁的淋巴连接）流入胸腔，形成乳糜胸腔积液，流入腹腔引发乳糜腹腔积液，流入心包，引发心包积液。

临床比较常见的是乳糜反流引起的皮肤改变。反流到真皮淋巴管的乳糜在皮肤表面形成白色小泡，破溃后形成乳糜皮肤漏。常见乳糜皮肤漏的部位有下腹部、会阴部、外生殖器、下肢，比较少见的是前胸的皮下。原发性乳糜反流最早见于不到 1 岁的幼儿。大多数乳糜反流性淋巴循环障碍的患者来就诊时往往已是晚期，多有频发的乳糜漏。追问病史，在发生皮肤乳糜渗漏前已有数年的反复发热或"感冒"史，使用抗生素能够控制，但不能预防复发。一旦皮肤漏形成，每次感染都会使皮肤病变范围扩大，渗漏的乳糜液量逐渐增多，严重者单次的漏出液可达数千毫升。因此，炎症与反流性淋巴病变的发生和发展有密切的关系。

2. **继发性乳糜反流**　见于恶性肿瘤阻塞胸导管或乳糜池，或恶性肿瘤侵犯高位淋巴结。恶性淋巴瘤也可压迫胸导管。良性的致病原因有食管切除手术、心脏移植或肺部手术损伤胸导管。

乳糜反流的诊断主要依赖对渗出液的乳糜鉴定，包括胸腔积液、腹腔积液、尿液和皮肤病损漏出液的乳糜定性试验。在高脂饮食后乳糜液生成增加，体表的病损体积增大，漏出液增多。对有怀疑的病例可以做经皮穿刺，观察抽出液的性状。一般乳糜液呈"牛奶"样，与周围淋巴液黄色清亮的性状比较容易鉴别。影像学检查如胸部 X 线、B 超、三维 MRI 或 MR 淋巴造影有助于发现和定位周围和深部淋巴系统的异常，如胸腔积液，腹腔积液，肢体、盆腔、腹腔、腹膜后淋巴管 / 干和胸导管迂曲扩张或囊性病变，了解淋巴管的病变范围和程度。

对良性乳糜反流，除非有严格的手术适应证，一般采取非手术治疗。首先实施低脂饮食，避免高脂肪食物和含长链脂肪酸油脂食物的摄入，遵守严格的饮食参考表。这一参考表适用于原发性和继发性乳糜反流。对于下肢淋巴水肿伴乳糜反流的治疗，有学者主张结扎病变的淋巴管，有学者主张将病变淋巴管尽量切除，第三种意见是做淋巴 - 静脉吻合，然后做手法淋巴引流综合治疗。

二、原发性小肠淋巴管扩张症

（一）定义

原发性小肠淋巴管扩张症的特征是小肠黏膜淋巴管结构缺陷，从而导致淋巴管扩张和功能性阻塞，不能够正常地接受乳糜微粒和淋巴回流。常见的原因有原发性和继发性。小肠淋巴管扩张的原因很多，包括广泛的腹部肿瘤、腹膜后淋巴瘤、腹膜后纤维化、慢性胰腺炎、肠系膜结核或结节病、克罗恩病，甚至缩窄性心包炎、慢性充血性心力衰竭。原发性小肠淋巴管扩张症是指由于淋巴管的发育畸形所致。

（二）临床表现

水肿和腹泻是主要症状，水肿开始是间歇性，以后转为持续性，少数病例的水肿为非对称性水肿，从婴儿或儿童期开始者，多属先天性 Milroy 病，如发生在上臂可有黄甲，由于患者有大量蛋白质丢失，可引起严重的低蛋白血症，后期水肿转为对称。大多数患者有轻度脂肪泻和吸收不良综合征，如在 10 岁内出现会有发育迟缓，多数患者有腹泻，约 50% 患者粪便中含有乳糜液脂肪泻，使维生素 D 丢失严重，脂肪泻可引起低钙性抽搐，黄斑水肿可引起失明，但罕见，在发病过程中约 50% 会出现腹腔或胸腔乳糜积液，其低胆固醇血症可与肾病综合征的腹腔积液相区别。年轻患者有水肿，特别是非对称性有低蛋白血症，不能用肝病或肾病解释者应怀疑是本症；如同时有免疫球蛋白的降低和外周血中淋巴细胞减少，则更有可能是肠道蛋白质的丢失，可用 [131]I 或 [51]Cr- 清蛋白来检测本病，确诊有赖于小肠黏膜活检病理上见到肠绒毛结构严重扭曲，绒毛的

☆ ☆ ☆ ☆

中央乳糜小管明显扩张。其中含有充满脂质的巨噬细胞，电镜下可见肠细胞之间和固有层细胞外间隙中有乳糜微粒，这些表现具有诊断意义。

三、淋巴管瘤病

（一）定义

淋巴管瘤病（lymphangiomatosis）是淋巴系统畸形的综合征，淋巴管畸形以往称为"淋巴管瘤"，是常见的一种先天性脉管畸形疾病，它是由于淋巴管增生和扩张而成的。淋巴管瘤是一种良性肿瘤，主要由内皮细胞排列的管腔构成，其中充满淋巴液，属于错构瘤的一种，并非真正的肿瘤。常见的临床表现为囊性肿块，质软。病灶可发生于全身含淋巴管网的任何部位，最常见于头颈部。淋巴管系统在胚胎早期形成，先天性畸形可能是发病原因。此外炎症、新生肿瘤和淋巴管阻塞也可能相关。淋巴管瘤是孤立的和局部的，而淋巴管瘤病为多发的。淋巴管瘤病可发生在任何年龄，但是最常见于婴儿和少儿，尤其在 20 岁之前。任何年龄、种族、性别都可以发病，没有家族遗传，发病率不详。目前，淋巴管畸形尚没有明确的发病机制。大部分学者认为，淋巴管畸形发病原因主要是由于体细胞某种基因突变所致。目前认为可能是由基因突变、手术、外伤、炎症纤维化等因素诱发此病。

（二）疾病分类

1. 巨囊型　由一个或多个体积≥ 2cm 的囊腔构成，即以往所称的囊肿型淋巴管瘤或囊性瘤。

2. 微囊型　由多个体积< 2cm 的囊腔构成，即以往的毛细管型和海绵型淋巴管瘤。

3. 混合型　二者兼而有之的则称为混合型淋巴管畸形。

（三）临床表现

淋巴管瘤病由于是多系统疾病，临床症状因发病部位而不同。疾病的程度、表现、病程。对治疗的反应和结果有很大的差异。虽然可能在婴儿期发病，但是由于发病缓慢和多样性常会误诊。早期通常没有症状，但是增生的淋巴管管腔可能广泛扩张浸润到周围的组织、骨骼和内脏。软组织和内脏的症状取决于病变的范围。虽然许多患者无临床表现，但是肺部和肋骨的病损可引起呼吸困难、气短和病理性骨折。骨骼的病变通常会有慢性疼痛。由于淋巴管瘤病临床表现呈现多样性，会被冠以不同的病名，因此常被误诊。淋巴管瘤病还可伴有血管系统的畸形。

四、淋巴－静脉混合型水肿

1. 定义　淋巴-静脉混合型水肿是指原发性静脉曲张、瓣膜关闭不全、静脉发育不良，以及慢性静脉功能不全导致的淋巴管功能和结构改变引起的水肿，此种类型的水肿通常发生在下肢。

2. 淋巴、静脉系统　淋巴和静脉是两个在结构和功能上密切关联的循环系统。这两个系统都依赖于管腔内的瓣膜来保证向心性循环，都承担组织液和分子回流，这两个系统之间有多个交通支，起到一定相辅相成的作用，当静脉循环不足时淋巴回流代偿性增加，以完成水分和蛋白质的输送。

3. 病变原因　病变部位的毛细淋巴管和前集合管发生闭塞，患肢的静脉栓塞和静脉炎症影响邻近的淋巴管，导致淋巴管闭塞。活动时静脉压力降低和静脉血液回流障碍会增加毛细血管静水压，使得渗出增加，吸收减少，大分子渗出增多，导致淋巴回流量增加以代偿。如果持续发展，会导致深、浅淋巴管失代偿及淋巴管损伤。

而血栓性静脉炎引起的淋巴循环障碍是由于淋巴管和淋巴结的炎症病变导致机械性的功能不足，加之由于静脉高压使得淋巴系统负荷增加和机械功能的不足。此类水肿的产生原因是淋巴系统的失代偿和衰竭。

第五节　淋巴水肿相关综合征

淋巴水肿相关综合征是指由多组织和多器官胚胎发育障碍所致的合并有周围淋巴水肿的综合征。部分为家族遗传，相当数量的患者并无家族史。临床表现呈现多样性。近年来发现个别致病基因，但是大多数的发病机制仍不明确。

1. 血管骨肥大综合征（Klippel-Trenauney-Weber syndrome）　简称 KTS 综合征。在所有的淋巴水肿相关综合征中最为常见，是一种散发性或偶发性的间充质的（中胚层形成的胚胎性结缔组织网状结构，由此产生身体的结缔组织以及血管和淋巴管）发生在肢体的畸形。可伴有软组织和骨骼的变化，多有静脉畸形，多数没有家族史。骨和软组织过度生长导致一侧肢体增粗或过长，甚至半侧身体包括面部的过度生长肥大，通常侵犯一个肢体。鲜红色斑型的血管瘤、静脉曲张、软组织和骨骼肥大为血管骨肥大综合征三大特征。KTS 也可侵犯其他的组织或器官。淋巴系统在功能和组织结构及胚胎发育都与静脉系统密切相关。KTS 可能伴有淋巴系统的畸形，相当一部分患者的粗大肢体发生蜂窝织炎或淋巴管炎甚至淋巴渗漏，因此淋巴水肿也是 KTS 的临床表现之一。由于血管和淋巴管两个系统同时受损，KTS 合并的淋巴水肿治疗更为困难。肢体水肿一般采用保守疗法，如弹力绷带包扎和手法淋巴引流，不主张用利尿剂减轻水肿。

2. 黄甲综合征　是显性遗传性疾病，属非常少见的疾病。此病的三个主要症状是黄指甲、淋巴水肿和肺部病变。淋巴水肿形成的原因是淋巴管发育不良，

☆☆☆☆

淋巴水肿可发生在生殖器、手、面部和乳糜胸。本病的特征是黄指、趾甲，指、趾甲没有表皮或松动、脱落。淋巴水肿与黄甲可以在不同的时间出现，肺部的病变包括胸腔积液、支气管扩张。肺部的病变往往最晚出现，常伴有反复支气管感染。

3. 淋巴水肿 - 双排睫毛综合征（lymphedema-distichiasis，LD）　是家族遗传性疾病。临床表现同遗传性淋巴水肿Ⅱ型，即 Meige 综合征。最突出的症状是双排眼睫毛，但是通常不易发觉，多数在发生角膜炎症和溃疡后才发现。其他的病变有乳糜胸、心脏缺陷（法洛四联症、房室传导阻滞）、腭裂、脊髓硬膜外囊肿、翼状颈、毛细血管瘤。核素淋巴造影显示造影剂从足部摄取后被输送至腹股沟淋巴结，随后反流到下肢。直接淋巴造影显示 LD 肢体淋巴结在正常数目的上限，肠系膜淋巴结多而小，淋巴管功能障碍或者数目增多的原因还不清楚。治疗方法为双排睫毛可用电凝、拔除或眼睑分裂术。弹力袜和弹力绷带和手法淋巴引流综合治疗有助于阻止淋巴水肿发展，减轻水肿的不适。积极治疗足癣和其他炎症有助于预防继发性的丹毒，早期的丹毒应尽早应用抗生素。

4. 特纳（Turner）综合征　最常见的症状是身材矮小和卵巢不发育，还有心脏和肾脏的畸形以及短颈和发际低等。临床表现可以有较大的差异，约 70% 特纳综合征的患者出现淋巴水肿，常见的部位是手和足。发生淋巴水肿的原因是先天淋巴管发育不良，如皮肤真皮上层淋巴管网缺失。淋巴水肿的治疗与其他类型的淋巴水肿相同。

5. 努南（Noonan）综合征　先天遗传性疾病，淋巴管病变并不是本综合征的主要表现。大多数的患者有心脏病变，如肺动脉瓣狭窄、肺动脉瓣肥厚或发育不良，左心室心肌病变等。其他症状有身材矮小，刚出生时往往身长正常，随后生长缓慢，可能是生长激素缺乏。大多数男性患者有隐睾、性发育迟缓。头面部的症状有眶距增宽、发际低、蹼颈、指甲短粗等。少数患者有听力和视力障碍。婴儿时发生手或足背部的一过性的淋巴水肿，在成年期发展成恒定的水肿。淋巴水肿的发生率约占努南综合征患者总数的 20%。大多数表现为手背和足背水肿，出生后随年龄增长水肿逐渐消退。极少数发展成严重的淋巴管发育异常，如乳糜胸腔积液、乳糜腹腔积液、淋巴水肿、淋巴细胞减少和低蛋白血症。除了淋巴水肿发生在婴儿期外，其他症状多在青春期出现。出生时发生在肢体远端淋巴水肿可能是末梢淋巴管发育不良所致。染色试验发现有真皮反流现象。下肢淋巴管的病理改变有两种：淋巴管发育不良、稀少或淋巴管扩张、曲张。盆腔腹主动脉旁的淋巴管膨胀曲张。淋巴结小，数量多，充盈不良也可能因感染淋巴结增生。胸导管和锁骨下淋巴管也表现为扩张。

6. 何奈肯（Hennekam）综合征　先天性，家族遗传，染色体（12）显性遗传。临床特征为肠道和胸膜淋巴管扩张增生和由此导致的低蛋白血症（低丙种球蛋白血症)，淋巴细胞减少血症。面部呈扁平脸，塌鼻梁，眶距增宽，内眦赘皮，小口，牙齿畸形，小耳畸形，轻度生长迟缓，轻度精神障碍，癫痫，失聪，肠道（偶尔见于胸膜、心包、甲状腺和肾脏）淋巴管扩张，乳糜胸腔积液，蛋白丢失性肠病。严重的并发症包括淋巴水肿、蜂窝织炎和淋巴管炎。淋巴水肿可以发生在四肢、生殖器和面部。少数患者有先天性心脏病和血管畸形。也有学者推测血管和淋巴管发育畸形可能影响胚胎期体液的平衡，进而影响神经棘细胞的移行，导致颅颌面的畸形，出现各种何奈肯综合征的症状。组织学检查显示淋巴管畸形和扩张及淋巴管阻塞引起的水肿。没有针对何奈肯综合征的特殊治疗，对不同的并发症分别进行处理。

7. 稀毛发 - 淋巴水肿 - 毛细血管扩张综合征（hypotrichosis-lymphedema telangiectnsl syndrome，HLTS）　是淋巴水肿伴毛发稀疏和毛细血管及小动脉扩张的综合病症。此病早期即出现严重的稀毛症（缺少眉毛、睫毛和其他体毛）。

第 4 章
淋巴水肿的评估与诊断

淋巴水肿是一种常见的病理状态，其发生与多种因素有关，包括遗传、环境、生活方式等。淋巴水肿的评估与诊断是了解病情、制订治疗方案和监测治疗效果的重要步骤。通过全面的评估，可以确定淋巴水肿的病因、严重程度和预后，为制订个性化的治疗方案提供依据。同时，精确诊断也有助于及时发现并处理潜在的并发症，提高治疗效果和生活质量。

在淋巴水肿的评估与诊断过程中，需要综合考虑患者的临床表现、体格检查、影像学检查及实验室检查等多种手段。这些信息有助于专业医务人员全面了解患者的病情，为制订合适的治疗方案提供依据。

随着医学技术的不断进步，淋巴水肿的评估与诊断方法也在不断发展和完善。新的技术和方法不断涌现，为淋巴水肿的诊断和治疗提供了更多的选择。同时，随着人们对淋巴水肿认识的深入，对于淋巴水肿的治疗和管理也更加重视。

总之，淋巴水肿的评估与诊断是了解病情、制订治疗方案和监测治疗效果的重要步骤。通过全面的评估和准确的诊断，可以为患者提供个性化的治疗方案，提高治疗效果和生活质量。

第一节　淋巴水肿的症状

一、淋巴水肿的临床表现

淋巴水肿是一种由淋巴液回流障碍引起的疾病，其临床表现因疾病所处阶段不同而有所差异。

（一）淋巴水肿早期表现

1.肢体肿胀　淋巴水肿早期，由于淋巴液回流受阻，大量富含蛋白质的液体在皮下组织积聚，导致肢体肿胀。早期水肿呈凹陷性水肿，水肿和肿胀通常是非对称性的、间歇性的、时肿时消、单侧或双侧。

2.感觉　针刺感、热感、麻木感、沉重感、坠胀感。

3. 衣服和鞋子变紧

4. 皮肤改变　压力可以使皮肤出现印记。

5. 感染　可能出现蜂窝织炎（出现在淋巴水肿之前或之后）。

（二）淋巴水肿晚期表现

1. 肿胀加重、凹陷性水肿变为非凹陷性或混合型水肿，纤维化和外形不佳。

2. 皮肤和皮下组织增生，皱褶加深，皮肤增厚、变硬、粗糙，并可有棘刺和疣状突起，外观似大象皮肤，又称为象皮肿。少数可有皮肤裂开、溃疡或出现疣状赘生物。

3. 淋巴水肿可引起患肢疼痛，影响日常生活和导致肢体功能受限。

二、淋巴水肿常见的症状

1. 体积增大，周径＞ 2cm，呈非对称性水肿、凹陷或非凹陷性水肿。

2. 皮肤改变：包括皮肤厚度、纤维化、皮温、颜色、皮疹、疣状赘生物等，皮肤可出现淋巴漏液，或形成溃疡，Stemmer 征阳性（与非肿胀的一侧对比，因组织增厚，手指和足趾的背部的皮肤提起困难或无法提起），可伴感染。

3. 脂肪组织沉积，皮下脂肪增厚。

4. 关节活动度受限。

5. 神经损伤，如臂丛神经损伤导致上肢肌力及活动能力受限。

6. 症状的发展情况，肢端可能是手背或足背先发生水肿，也可能是上臂或大腿先发生水肿。

7. 淋巴水肿常见发生于四肢，也可见于特殊部位，如头颈部、乳房、肺部、腹部、会阴部等，不同部位发生水肿的特点各异。

三、特殊部位的淋巴水肿

（一）头面部淋巴水肿

头面部淋巴水肿分为原发性和继发性两类。头面部原发性淋巴水肿多伴有肢体（上肢和下肢）的水肿。临床上最常见的继发性淋巴水肿是头颈部恶性肿瘤根治术及放疗后的面部水肿，主要是由于淋巴回流受阻或反流导致的。头面部淋巴水肿的症状包括水肿、面部不对称、疼痛、皮肤紧绷等，严重时可能导致呼吸困难和视力障碍。头面部淋巴水肿的严重程度可分为 1～4 级。1 级和 2 级症状较轻，表现为局部水肿和不适，但不会影响正常生活。3 级和 4 级症状较重，水肿范围扩大，疼痛加剧，可能影响呼吸和视力等。

头面部淋巴水肿治疗：采用手法淋巴引流可以减轻水肿，改善面部的不对称，缓解疼痛、皮肤紧绷感，还可配合使用弹力头套。实施手法淋巴引流的治疗师需口内和口外同时进行，治疗师左手托住患者的下颌，右手手指（戴手套）

☆ ☆ ☆ ☆

伸入口腔沿颊黏膜从上齿龈沟向下牙龈沟做向心性引流。

（二）会阴部和外生殖器淋巴水肿

会阴部和外生殖器淋巴水肿分为原发性和继发性两类。原发性外生殖器水肿在幼儿时即可出现，可能与淋巴管和淋巴结的结构及功能障碍有关。而继发性淋巴水肿则可能由盆腹腔肿瘤手术、放射治疗、化学治疗、外伤、寄生虫、真菌、细菌、肿瘤转移、妊娠等因素引起。女性患者常常表现为大阴唇水肿增厚、质硬，阴阜部位皮肤纤维化，伴感染时局部皮肤发红、皮温增高；男性患者常表现为阴囊增大、皮肤增厚、多有鞘膜积液、阴茎皮肤水肿、包皮皮肤增厚增长，严重者可出现排尿困难。

由于部位特殊，外生殖器和会阴部的淋巴水肿较难控制，综合消肿治疗（complete decongestive therapy，CDT）和压力治疗较难实施，病情的发展较难控制。如果同时合并下肢淋巴水肿行 CDT 治疗时，弹力绷带及空气波压力治疗仪的使用有加重会阴部水肿的风险，我们更推荐手法淋巴引流（manual lymph drainage，MLD）和肌内效贴的治疗方法。

第二节　淋巴水肿的分期

一、欧洲福迪淋巴学分期

欧洲福迪淋巴学分期具体见表 4-1。

表 4-1　欧洲福迪淋巴学分期

阶段	症状
0 潜伏	功能障碍，但没有水肿
Ⅰ 可逆	凹陷性水肿，组织质软，水肿可逆
Ⅱ 自发不可逆	水肿不可逆，非凹陷性水肿，局部纤维化、硬化
Ⅲ 象皮病	硬化、结痂、皮肤异常、象皮肿

二、欧盟分期标准

第Ⅰ期：淋巴水肿表现为凹陷性水肿，经夜间休息后水肿一般会自行消退，极少会有并发急性的细菌感染或有难闻的气味。

第Ⅱ期：淋巴水肿经夜间休息后不能自行消退，偶尔有急性的细菌感染或难闻的气味，可进行体位引流及生活饮食习惯调理等一般性的治疗处理。

第Ⅲ期：淋巴水肿经过夜间休息后肿胀一般不能消退，会出现皮肤的褶皱，偶尔有急性的细菌感染，可出现皮肤的破损和闻及明显的臭味，病变肢体运动功能也会有明显的障碍，比如关节灵活性减退、精细运动受损等。

第Ⅳ期：淋巴水肿休息后不能改善肿胀，伴有肿瘤状的突出物形成，偶尔有急性的细菌感染，常有皮肤破损和难闻的臭味，病变肢体运动功能也会有明显的障碍。

第Ⅴ期：淋巴水肿休息后不能改善肿胀，皮肤褶皱比较深，肿胀范围也较大，偶尔或经常出现急性的细菌感染，皮肤破损和臭味也较明显。

第Ⅵ期：淋巴水肿肿胀范围及程度都较严重，有急性细菌感染，明显的皮肤破损和臭味，伴有皮肤裂口形成。

三、中国分期标准

第Ⅰ期：呈现凹陷性水肿，经夜间休息后水肿一般会自行消退，极少会有并发急性的细菌感染或有难闻的气味。

第Ⅱ期：一般经夜间休息后不能自行消退，偶尔有急性的细菌感染或难闻的气味，可进行体位引流及生活饮食习惯调理等一般性的治疗处理。

第Ⅲ期：经过夜间休息后肿胀一般不能消退，会出现皮肤的褶皱，偶尔有急性的细菌感染，可出现皮肤的破损和闻及明显的臭味，病变肢体运动功能也会有明显的障碍，比如关节灵活性减退、精细运动受损等。

第Ⅳ期：休息后不能改善肿胀，伴有肿瘤状的突出物形成，偶尔有急性的细菌感染，常有皮肤破损和难闻的臭味，病变肢体运动功能也会有明显的障碍。

第Ⅴ期：休息后不能改善肿胀，皮肤褶皱比较深，肿胀范围也较大，偶尔或经常出现急性的细菌感染，皮肤破损和臭味也较明显。

第Ⅵ期：肿胀范围及程度都较严重，有急性细菌感染，明显的皮肤破损和臭味，伴有皮肤裂口形成。

第Ⅶ期：伴有淋巴管炎和蜂窝织炎的炎症表现。

四、按体积或周径划分

按照体积或周径可以分为轻度、中度和重度三个阶段，具体标准如下。

轻度水肿：患侧肢体最明显处的周径比健侧粗 0 ～ 2cm 以下。

中度水肿：患侧肢体最明显处的周径比健侧粗 2 ～ 4cm。

重度水肿：患侧肢体最明显处的周径比健侧粗 4 ～ 6cm 以上。

五、MR 分期标准

按照 MR 分期标准，可以划分为以下两个阶段。

第一阶段：可逆阶段。富含蛋白的淋巴液在结缔组织中积聚，导致肢体肿胀，Pitting 征阳性（即用拇指压迫肿胀部位，可出现凹陷），组织尚未进展至纤

☆ ☆ ☆ ☆

维化。夜间休息后，肿胀有可能完全消退。

第二阶段：不可逆阶段。组织开始纤维化，导致肢体变硬，随着脂肪和纤维堆积，Pitting 征逐渐消失。有或无 Stemmer 征阳性。肿胀的肢体容易反复感染（如蜂窝织炎）。即使通过休息，肿胀也无明显消退的迹象。

第三节　淋巴水肿的诊断

一、诊断方法

淋巴水肿是一种没有诊断"金标准"的疾病，也没有可复制、普遍公认、可推广的单一的统一诊断标准。尽管疾病是动态的，但目前的诊断标准是基于病史、体征和体格检查结果。由于缺乏一个普遍被接受的诊断标准，淋巴水肿的发生率将不可避免地随着用于确定其存在的方法而变化。

淋巴水肿是一种只能通过临床来诊断的疾病。美国医疗保健研究与质量局（The Agency for Healthcare Research and Quality，AHRQ）淋巴水肿技术综述提出：没有任何"金标准"来正式分级或测量淋巴水肿的严重程度。诊断主要依靠临床评估、症状评估和客观测量。

大多数研究是针对继发性淋巴水肿，主要是乳腺癌相关上肢淋巴水肿和妇科恶性肿瘤相关下肢淋巴水肿，而关于躯干、乳房、外生殖器、腹部、头部和颈部以及原发性淋巴水肿的文献相对较少。

帮助淋巴水肿的诊断，制定了测量方法，包括体积测量、生物阻抗（用来测量组织中液体）及周径测量。

二、鉴别诊断

临床有以下疾病可与慢性淋巴水肿混淆，应注意鉴别诊断。

慢性静脉曲张和静脉瓣膜功能不全：慢性静脉曲张和静脉瓣膜功能不全常累及双下肢，病史较长，常伴有皮肤色素沉着和硬化性脂膜炎，表皮薄。

急性深静脉血栓：特征是急性发作，一般为单侧，疼痛，霍曼斯征（+），如果引发肺栓塞是致命的，血栓可以用多普勒超声诊断。

心源性水肿：凹陷性水肿局限于双下肢的远端，下肢抬高后肿胀可能会减轻，有慢性心功能不全的病史。

脂肪水肿：女性中更为常见，表现为下肢和躯干的对称性或不对称性受累，足部无肿胀。皮肤敏感，无蜂窝织炎，无皮肤角化。

黏液性水肿：通常被认为与甲状腺功能减退有关，患者有甲状腺功能亢进症的治疗史，双下肢皮肤结节性增生、质硬、皮肤干燥、指甲易碎、淋巴回流不受影响。

良性肿瘤：生长在下肢的良性肿瘤（如神经纤维瘤），有可能与淋巴水肿混淆。神经纤维瘤质地柔软，皮肤具有特征性的褐色斑，生长缓慢，无丹毒和蜂窝织炎的发作史。

肢体肥大：常见于儿童先天性肢体增粗，多见单侧肢体或半侧肢体。一般随年龄增长，不会进行性加重。无皮肤角化和组织纤维化，淋巴造影显示淋巴回流正常。

药物引发：常见药物有以下几种。如钙离子拮抗剂、糖皮质激素、胰岛素及口服降糖药、非甾体抗炎药、降压药。

第四节　淋巴水肿的辅助检查

一、超声显像

超声检查是一项重要的诊断技术。超声检查可以探及皮下组织中的水分，腹股沟和腋窝淋巴结及腹主动脉、腔静脉旁淋巴结，简单而且可靠。超声检查不仅能清晰探测静脉系统的异常，如静脉曲张、血栓和深静脉瓣膜功能，还可以观察肿瘤转移和浸润的区域淋巴结。

二、人体成分分析（生物电阻抗）

生物电阻抗分析法（bioelectrical impedance analysis，BIA）可以精确测量机体组成成分、反映机体体液的轻微变化，并且是一种无创性、精确性、可靠性较高的测量方法，已广泛应用于临床医学及运动医学中。淋巴水肿早期发病隐匿，使用 BIA 技术有助于早期识别，并且可以评价治疗效果。近年来，国外临床上测定淋巴水肿应用 BIA 技术已经较为普遍。

三、CT 检查

CT 是一种无创、无痛的检查方法，对于淋巴系统、淋巴液和淋巴管的检查具有重要的应用价值。通过 CT 检查，可以了解淋巴结的形态特征、位置关系以及与周围组织的互动情况，为疾病的诊断和治疗提供重要的依据。

淋巴系统的 CT 检查：CT 通过 X 射线断层扫描技术，可以清晰地显示淋巴结的位置、大小、形态以及与周围组织的关系。通过观察淋巴结的密度、边缘、强化程度等特征，可以对淋巴结的良恶性进行鉴别。对于淋巴瘤、淋巴结转移等疾病，CT 检查具有重要的诊断价值。

淋巴液的 CT 检查：淋巴液是淋巴系统的重要组成部分，但 CT 对于淋巴液

☆☆☆☆

本身的显示效果并不理想。不过，在某些情况下，如淋巴管破裂或淋巴液漏出，CT 可以显示淋巴液在组织间隙或体腔内的积聚，为疾病的诊断提供线索。

淋巴管的 CT 检查：淋巴管是淋巴液流动的管道，但直接显示淋巴管的结构较为困难。不过，在某些特殊情况下，如肿瘤侵犯淋巴管或淋巴管扩张等，CT 可以通过增强扫描或血管成像技术来观察淋巴管的情况，为疾病的诊断提供帮助。

四、磁共振成像

磁共振成像（magnetic resonance imaging，MRI）是一种影像学检查，可以用于观察淋巴系统、淋巴液和淋巴管的情况。对于淋巴瘤的诊断，磁共振可以观察淋巴瘤的范围和严重程度，以及病变的部位和大小。通过观察淋巴结的结构和信号特征，可以对淋巴瘤进行初步诊断。

淋巴炎症的诊断：磁共振可以观察淋巴结的形态和信号变化，有助于诊断淋巴炎症。此外，磁共振还可以观察淋巴结内部的血流情况，有助于判断炎症的活动性和严重程度。

淋巴管的显像：磁共振可以通过特殊的技术，如动态增强和磁化传递等，来显示淋巴管的情况。这些技术可以显示淋巴管的形态、走向和流量，有助于诊断淋巴管阻塞和扩张等疾病。

五、远红外线

远红外线有较强的渗透力和辐射力，具有显著的温控效应和共振效应，易被物体吸收并转化为物体的内能。远红外线被人体吸收后，可使体内水分子产生共振，使水分子活化，增强其分子间的结合力，从而活化蛋白质等生物大分子，使生物体细胞处于最高振动能级。由于生物细胞产生共振效应，可将远红外热能传递到人体皮下较深的部分，以使深层温度上升，产生的温热由内向外散发。这种作用强度，使毛细血管扩张，促进血液循环，强化各组织之间的新陈代谢，增加组织的再生能力，提高机体的免疫能力，调节精神的异常兴奋状态，从而起到医疗保健的作用。

六、造影

（一）核素淋巴造影

核素淋巴造影（lymphoscintigraphy，LSG）也称同位素淋巴造影或单光子发射型计算机断层成像（single-photon emission computed tomography，SPECT），是近 40～50 年来应用最广的淋巴系统检查方法。

检查原理：毛细淋巴管是淋巴生成的初始部位。由单层内皮构成，没有完整的基底，是毛细淋巴管的组织学特征。许多大分子物质不能穿透毛细血管基底膜，只能通过内皮细胞的胞饮或经内皮间隙进入淋巴系统。物质分子量 > 37 000kDa 或颗粒直径 ±5nm，生物膜通透性骤降，因而多通过淋巴管吸收和转运。淋巴显像将符合上述条件的显像剂注入组织间隙，选择性地进入淋巴管，部分显像剂可以高效地被淋巴结窦内皮细胞吞噬滞留，从而显示引流淋巴结、淋巴管的形态、分布及功能状态。检查时采用 γ 射线照相机来探测淋巴管和淋巴结中结合的放射性同位素。探测仪能够将 γ 射线转变成闪光，这些闪光组合成图像。淋巴显像剂有多种，目前国内常用的淋巴显像剂为 Tc 硫化锑或 Tc 右旋糖酐。显像剂用量一般为 37 ~ 74MBq（1 ~ 2mci，）一般每人每次的最大用量不宜超过 185MBq（5mci）。肢体淋巴显像时的注射点分别为手背第 2、3 指蹼或足背第 1、2 趾蹼间的皮肤内，每一注射点的用量应在 0.1 ~ 0.2ml 以下。患者仰卧位，取前位显像。造影剂经毛细淋巴管和集合淋巴管到达淋巴结并积聚。为观察淋巴管的回流和形态，可以利用颗粒小、淋巴回流快的显像剂，如 Tc 右旋糖酐。在远端注射造影剂后立即开始，采集至 20 ~ 30min 结束。正常情况下，腘窝以下可见 1 ~ 2 支淋巴管，腘窝以上只见 1 条，淋巴迁移速度每分钟 5 ~ 20cm。上肢略快于下肢。

（二）直接淋巴造影

直接淋巴造影由 Kinmonth 在 20 世纪 50 年代首创。是一种创伤性检查方法。先在皮下注射亚甲蓝，然后在手背或足背部做皮肤切口，在显微镜下辨认分离出蓝染的淋巴管后，注入碘油或水剂的泛影葡胺造影剂，然后行 X 线摄片。在造影剂注射过程中和注射后立即摄片可以观察到盆腔、腹膜后的淋巴管和淋巴结。24h 后碘油造影剂滞留在淋巴结内，一直到被吞噬细胞清除约需数月。直接淋巴造影被视为淋巴系统显像的经典方法或金标准，因为淋巴管和淋巴结的形态能清晰分辨。然而由于分离淋巴管的难度较大，成功率不高；其次是创伤性的检查，碘油对淋巴管的内皮有损害作用，往往造成被检淋巴管的损伤甚至闭塞，因此直接淋巴造影是"一次性"的检查，难以重复。碘油有可能引起肺栓塞，对于有心肺疾病的患者有可能造成死亡。鉴于以上原因，直接淋巴造影现在已很少被采用。

（三）间接淋巴造影

间接淋巴造影是利用水溶性荧光显影剂作皮内注射后，被毛细淋巴管摄取来显示浅表毛细淋巴管，能够显示 40 ~ 60cm 长的淋巴管。因为水溶性的造影剂不能在淋巴结内存留，通常不能看到淋巴结。检查采用细针头注射和机器推注射液，然后用软组织显像技术或干放射照相技术，或高分辨率的乳房照相技术来显像。注射点通常选择在手背和足背近趾蹼处。一个注射点可以显示 1 ~ 5 根淋巴管，口径为 0.2 ~ 0.6mm。这一检查不能区分原发性淋巴水肿和继发性淋巴水肿。因为淋巴管的图像类似：约 1/3 的患者注射后的显影与正常人的相似，显像区圆且均匀，大多数病例造影剂分布不均，淋巴管呈网状。这些网状的结构是口径超过 0.6mm 的扩张的集合淋巴管。需要指出的是淋巴水肿是可以观察到起始淋巴管的，表明即使存在真皮反流也可以看到这些淋巴管，因为间接淋巴造影能够观察起始淋巴管，因此有助于淋巴水肿的诊断。

（四）动态 MRI 淋巴系统造影

2007 年开发的动态 MRI 淋巴系统造影检查，采用顺磁造影剂皮下注射，可对淋巴系统作实时动态观察的影像检查。动态 MRI 是目前最佳的淋巴系统疾病的检查方法，是一种形态和功能兼备的淋巴系统疾病新的诊断手段。检查所提供淋巴管和淋巴结形态结构和功能方面的详尽的信息，显著提高了淋巴循环障碍疾病的诊断水平，为临床医生选择恰当的治疗方法，开发新的治疗技术，探讨淋巴循环障碍疾病发生的病理生理基础都有很大的帮助。

七、吲哚菁绿淋巴造影

吲哚菁绿（indocyanine green, ICG）是一种三碳菁类近红外染料，可在 750 ～ 800nm 波长范围内激发，在较长的发射波 t ≤ 800nm 以上处成像。ICG 用于监测心输出量、肝功能、肝血流量和视网膜血管造影已有 50 多年的历史。ICG 可以快速从循环系统中排出，如果需要可以多次注射。近年来 ICG 的近红外荧光成像技术逐渐成为常规的淋巴系统成像手段。ICG 的分子量为 751.4kDa。皮内注射后由淋巴管吸收，用红外摄像系统来观察淋巴管的流动。由于近红外线的穿透深度在皮下 2cm 左右，这项技术适用于显示浅表淋巴管和淋巴结。2005 年，Kitai 首次报道使用 ICG 淋巴造影识别乳腺癌前哨淋巴结。2007 年 Unno 等将此技术用于继发性淋巴水肿的诊断，并报道了 ICG 淋巴造影中发现的真皮反流的影像特征。自 2009 年以来，越来越多的研究表明。ICG 淋巴造影是诊断淋巴水肿和实时观察淋巴流动的一种可靠而灵敏的方法。由于 ICG 淋巴造影具有微创、无辐射、安全、易于操作等优点，在淋巴水肿的诊断和监测、术前淋巴 - 静脉吻合术前功能淋巴管的测定，以及术中淋巴管的实时观察等方面得到了越来越广泛的应用。

八、MR 水成像

根据淋巴管 MR 水成像的图像特点，此项检查主要用于原发性淋巴水肿病理类型不明的诊断。也可用于继发性淋巴水肿的治疗前检查，如了解淋巴管断端的位置，为手术定位。

（一）淋巴管显像

正常情况下体内淋巴液循环并不是连续的，因此磁共振对正常淋巴管的分辨率不高。三维 MRI 检查采用的水成像序列，在 T_2 加权时能选择性地显示体内静止的或流速较慢的水分。充满淋巴液的扩张淋巴管在 MRI T_2 加权时表现为高信号，淋巴液本身成为显影剂，凸显出淋巴管的形态。所获图像的清晰度可以与过去采用的碘油直接淋巴造影的效果相媲美。三维 MRI 可以显示的病理性扩张（直径 > 1mm）的淋巴管，包括肢体浅表淋巴管、盆腔和腹腔深部淋巴干，如髂淋巴干、左右腰干和胸导管。根据淋巴管和淋巴结的数目，周径和体积的大小以及其他的伴随症状，可以为患者做病理类型的分类。非造影剂的 MRI 不能显示非充盈的淋巴管，因此，可将 MRI 未探测到淋巴管的肢体淋巴水肿归类为淋巴管发育不良型淋巴水肿。MRI 显示淋巴管数目明显增多且扩张的可归为淋巴管过度发育型。这一类型的淋巴管病变有多种形态，比较常见的是患病肢体的浅表淋巴管的数量明显增多，淋巴管呈结节状曲张，直径可达 $4\sim5$mm，有的管腔局部异常扩张可达 $1\sim2$cm。区域淋巴结（如腹股沟）的数目也可增多，充满淋巴液时淋巴结不仅体积增大而且信号明显增强。这类患者常伴有髂窝集合淋巴管，腹膜后腰淋巴干的增多和扩张。对于乳糜反流性淋巴淤积的病例，可以做大范围的 MRI 检查，既可以查明中央部位的病变，如腹腔大血管周围的极度扩张的淋巴干，同时能展示肢体皮下密如织网的小淋巴管。对于比较特殊的淋巴管病变，如蛋白质丢失性肠病，与过去惯用同位素造影相比，MRI 不仅简便，而且因图像清晰度高而使诊断的准确率更高。在 MRI 图像上能够清楚观察到因肠道淋巴管扩张导致的小肠淋巴水肿，还可见异常扩张的胸导管。采用 MRI 观察深部的淋巴管病损，如乳糜反流性病灶，可以为治疗（硬化剂注射）做定位，还可做治疗前后的比较，判断治疗效果。

（二）淋巴结显像

MRI 能够对体内淋巴结群做全面的检查。肢体淋巴水肿最常检查的是腹股沟淋巴结群，包括深、浅组。在 MRI 图像上淋巴结的形态清晰，如果充满水分（如乳糜液）淋巴结的亮度显著增高，体积增大。根据淋巴结是否显现，以及其数量和体积的变异，结合淋巴管的状况，有助于对淋巴管病变类型做判断。

（三）水肿液的范围和部位

MRI 对体内静止液体的显像功能还有助于判定滞留肢体组织间隙的水肿液的部位和严重程度。淋巴循环障碍导致的水肿，其水肿液一般滞留在深筋膜浅层，在横断面图像上蓄积的水肿液清晰可见。如果同时伴有静脉性水肿，则深筋膜下的肌肉间隙也可积有水分。

九、MRI、LSG 和 ICG 淋巴造影的比较

MRI、LSG 和 ICG 淋巴造影是目前诊断淋巴水肿最常用的三种影像学检查手段。因为使用了不同的造影剂，采用不同的扫描仪不同的工作原理，显影的

结果不尽一致。了解这些最常用的检查方法的优缺点有助于客观地了解疾病，做到精确诊断。

临床诊断肢体淋巴水肿通常并不困难，尤其是在疾病的晚期。然而淋巴水肿的临床体征、病因和病理改变呈现多样性，仅凭病史和临床检查并不足以了解个体的疾病本质和病理基础。LSG 相对安全、可重复和易操作，但 LSG 具有分辨率低的缺点。自 2007 年以来，采用顺磁性显影剂钆苯甲酸葡萄糖胺动态 MRI 逐渐推广，同时观察淋巴水肿的淋巴系统结构和功能异常，成为许多中心的常规检查项目。同一时间出现的 ICG 淋巴造影技术也逐步开展，主要用于诊断继发性淋巴水肿，如乳腺癌相关性淋巴水肿的诊断和原发性淋巴水肿的分期，其优点是敏感、易于操作。这三种成像技术是目前最常用于研究淋巴系统疾病。由于造影剂、设备和工作原理各不相同，成像结果可能不一致，有其独特的优点和缺点。

第五节　淋巴水肿的评估

一、病史评估

病史评估首先了解患者既往病史，包括肿瘤、心脏疾病、肾脏疾病、动 / 静脉疾病、有无感染、有无高血压、糖尿病病史；了解患者治疗史，包括手术、手术名称及手术时间，放疗史、放疗部位、化疗及化疗周期；询问患者水肿发生具体时间、患者有无水肿治疗史、药物过敏史等；对任何一位患者，都应该采集完整的现病史、既往病史和社会史，并关注职业、功能、运动、家族史和系统回顾，包括情绪障碍的筛查。

二、临床表现评估

（一）客观评估

1. 评估皮肤情况　包括皮肤干燥、皮肤纤维化硬化、毛孔增大、组织增生、皮肤皱褶、颜色改变、皮温升高，局部有无发红、发烫等感染症状，皮肤有无溃烂、脱皮、乳头状瘤等其他皮肤相关情况。

2. 评估肢体情况　了解肢体功能状态、活动能力等。

3. 一般情况评估　包括患者身高、体重、BMI、腰围、营养、经济、日常生活、活动能力、社会支持系统评估等。

4. 评估患者目前所处治疗阶段　治疗期（化疗中、放疗中）、手术后、康复期，患者是否有转移，如有转移描述转移部位，淋巴水肿相关治疗情况。

5. 淋巴水肿分类、分期及 AFS 征　评估组织弹性、水肿性质、水肿程度；

☆ ☆ ☆ ☆

肢体水肿可表现为单侧水肿，也可见于双侧水肿；表现为凹陷性、非凹陷性、混合型水肿；肿胀常表现为间歇性或时肿时消；分期根据水肿严重程度、症状等进行分期；AFS 征（A= 非对称性水肿，F= 硬化、指端皱褶加深，S=Stemmer 征：阳性 = 淋巴水肿）。

6. 评估影像检查结果　常采用彩超、磁共振、淋巴管造影等检查。

7. 鉴别评估　与严重肝肾功能、深静脉血栓、低蛋白血症、脂肪水肿、静脉水肿等相鉴别。

（二）主观评估

1. *主观表现*　针刺感、热感、麻木感、沉重感及坠胀感。

2. *评估心理痛苦*　应用患者心理痛苦温度计评分（distress thermometer，DT）对患者的心理痛苦程度进行评估。

3. *评估躯体痛苦*　应用数字评估量表（NRS）评估患者躯体疼痛的性质、部位、严重程度等。

三、测量方法

淋巴水肿的测量方法有多种，其中包括周径测量、水置换法、三维体积测量法、三维立体摄影、Lympha Tech、红外扫描仪 Perometry、组织成分测量等。

（一）周径测量法

应用卷尺对肢体进行周长测量的方法是最简单、最方便的方法。可以通过监测肢体周长的变化或将周长换算成体积，来评估淋巴水肿的发展状况。但是在临床应用时，不同的测量者在选择肢体的测量节点、间距以及部位具有一定的差异。Sander AP 将肢体体积分为手臂和手掌两部分，分别应用水置换法与几何法计算相应体积，见图 4-1 和图 4-2。手臂体积使用圆柱体积（3cm、6cm、9cm）、截锥体积（3cm、6cm、9cm）六种方法计算，圆柱体积计算公式：$V=\dfrac{1}{4\pi}\sum_{i=1}^{n}LC_i^2$；截锥体积计算公式：$V=\dfrac{1}{12\pi}\sum_{i=1}^{n}L(C_i^2+C_iC_{i-1}+C_{i-1}^2)$，其中 n 为段数，L 为段间距，$C_i$ 为段 i 的周长。手掌的体积使用水置换法、圆柱体积、截锥体积、矩形和梯形体积 5 种方法计算；矩形体积计算公式：$V=\sum_{i=1}^{n}LW_iD_i$，其中 n 为段数，L 为每个段的长度，W_i 为段的宽度，D_i 为段的深度；梯形体积计算公式：$V=\dfrac{1}{4}\sum_{i=1}^{n}L(W_i+W_{i-1})(D_i+D_{i-1})$，$W_i$ 和 W_{i-1} 为 i 段两端的宽度，D_i 和 D_{i-1} 为 i 段两端的深度。选择更精准的间距对于统一测量标准具有重要意义。使用卷尺测量肿胀肢体的周长时，一定程度上卷尺会对皮肤造成压缩，从而导致了测量值比实际值小。因此，测量时应当保证卷尺牵扯力大小恒定且合适，从而提高测量值的准确性。Frans Houwen 使用卷尺测量时，测量的过程中，0

刻度线端用适重物体（25g）自由悬挂，保证在整个系列测量中，卷尺与皮肤之间产生相同的张力；除此之外，周径测量法存在明显的操作者间偏差，所以应保证同一测量者，并适当增加测量次数，以提高测量的准确性。

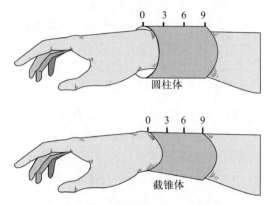

图 4-1　圆柱体和截锥体计算手臂的几何体积

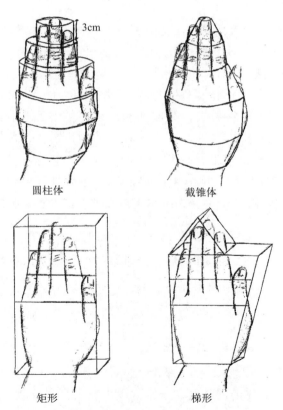

图 4-2　圆柱体、截锥体、矩形和梯形进行计算

☆ ☆ ☆ ☆

（二）水置换法

水置换法利用阿基米德原理，通过测量置换出来的水体积间接测量肢体的体积，测量步骤少，且操作简单，是传统公认的淋巴水肿测量金标准。研究发现，水置换测量水肿肢体的体积误差在1%以内。水置换法有两种体积测量方法：一种是在特定的柱状容器内放一定量的水，然后将肢体放入容器内至肢体标记点与水平面平行，然后根据公式 V=SΔh（S 为容器的底面积，Δh 为水面高度变化值）推算出肢体的体积；另一种是在

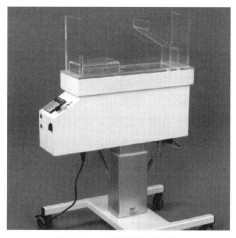

图 4-3 水置换法测量仪

容器中放满水，然后将肢体缓慢伸入容器中，通过测量溢出水的体积间接评估肢体的体积（图 4-3）。水置换还可用于肢体的节段测量，如 Caroline Gjorup 等使用了两个圆柱形容积测量仪器，内径分别为 19.5cm 和 12.5cm，分别给手与手掌进行体积测量；仪器溢流口的高度分别为 69cm 和 22cm；测量水温为28 ～ 32℃。测量时，患者缓慢将手臂伸入仪器中，直到看到肩峰前远端外侧到达水平线，然后将被收集到单独的容器中的溢出水进行称重。测量患者的手掌体积时，患者将双手浸入至尺骨茎突前远端折痕测量点，并将指尖放在仪器内部；进行上述测量时应保持手掌或手尽可能地稳定，直到只有几滴水从溢出口滴下 5s，再取出肢体，并重复进行两次测量。根据 1kg 水 =1L，将测量的重量g 转化为体积 ml，并根据手臂的体积 = 手的体积重复测量的平均值－手掌的体积重复测量的平均值计算出手臂的体积。利用水置换法测量肢体节段的体积对患者肢体的稳定性以及仪器的精确性要求较高。有研究发现测量过程中，由于水的摇晃，导致约 10ml 的水溢出，且对比 38℃ 和 16℃ 水进行测量发现两种温度下的水密度差异为 0.6%。因此，在进行水置换法测量时存在明显的操作者内和操作者间偏差，且影响测量准确性的操作者外部因素较多，例如：放满水的过程是否有溢出或不足、浸入水中的角度、水密度、水温等，水置换法测量时；且水置换装置笨重，且对于有伤口、敷料以及严重皮肤疾病等患者不适用，因此临床应用受到一定的限制。

（三）三维体积测量法

目前三维测量法在国外的一些研究中有使用，国内还没有应用推广，三维测量法使用的测量工具多样，且昂贵，常见的有 3D 立体摄影和红外扫描仪。3D 测量技术具有安全、无创的技术，准确性好、可重复使用，时间效率高，并且可以获得高空间分辨率的皮肤表面情况的优点。目前国外常用的三维体积测

☆ ★ ☆ ☆

量评估工具有三维立体摄影、Lympha Tech；其中，Perometry、三维立体摄影作为早期的三维体积测量方法，设备体积大，可移动性较差；Lympha Tech运用三维点云技术精准测量肢体体积，具有轻小、操作方便、精准的优点，受到临床工作者的关注。与传统仪器测量方法相比，三维体积测量可以在无须接触患者皮肤的情况下，评估皮肤状况以及测量肢体体积，对于不适合水置换法测量的患者适用；因此，相关技术和仪器的引入及开发，对于我国淋巴水肿患者的精准评估治疗进展和疗效有着重要意义。

1. 三维立体摄影　由含多个摄像头组成的摄影系统与三维图像分析系统组成。三维立体摄影具有快速、精准、便捷的优点，但由于相关仪器设备较昂贵，国内目前还没有引入。测量时，患者将肢体被测量的部分裸露在摄影系统测量空间内，握拳保持外展姿势，并将拳头紧握对准中央摄像机，肩膀和拳头在图像采集过程中保持在中央摄像机的框架内，然后由摄影系统采集数据最终形成三维图像，最后将三维图像导入图像分析系统进行体积测量。Marijn Hameeteman等使用三维立体摄影测量系统93dMD Cranial，Atla获取三维图像，使用Autodesk 3dsMax进行三维图像分析及体积测量。图像采集前，须在被测量的手臂部位放置多个标记物，然后利用三维摄影系统进行图像采集；如果系统无法一次性捕获整个肢体的三维图像，可以选择分别采集上臂和下臂的三维图像的方法进行数据采集，最后将三维图像上传至Autodesk 3dsMax软件进行体积测量与分析（图4-4和图4-5）。研究发现3D立体摄影测量与水置换存在很好的相关性，且方差更低，具有统计学意义，且能够在短时间内完成所有图像采集，测量省时且效率高，一定程度上提升了护士工作效率，并改善患者就诊体验和满意度。Mastick等将3D扫描与周径测量法进行研究，采用配对t检验和Bland-Altman进行分析。该研究发现周径测量法与3D扫描相比，测量获得的值始终较小。在一致性水平方面，Bland-Altman分析显示，计算出的肢体体积和肢体间体积比有很大的偏差和较大的一致性限制。以200ml作为肢体间体积差的标准，总体一致性为81.6%；以患侧臂与健侧臂间体积差>10%为标准，总体一致性为78.5%；以体积比≥1.04为标准，总体一致性为62.5%。使用以上三种标准，周径测量和3D扫描之间的测量数据有显著差异。对于出现这种差异的原因可能是，3D扫描收集的数据是从投射的光到延伸臂。相比之下，虽然周径测量增加了轻微的压缩，但适应手臂的不规则形状。在不同体位肢体的几何形状不同，可能导致两种设备之间的值的差异。此外，解剖标志物检测的差异可能会影响一致性。随着智能识别和软件的改进，该技术对于精准评估淋巴水肿具有巨大潜力。

2. Lympha Tech　Lympha Tech 3D成像系统（Atlanta，GA，USA）由数据获取应用程序和图像分析系统两部分组成（图4-6A），可兼容任何iOS设备与

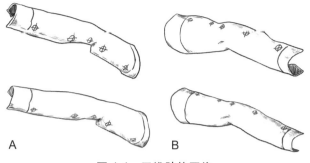

图 4-4　三维肢体图像

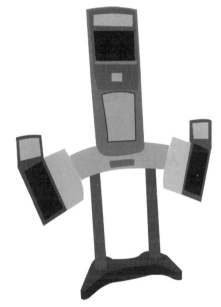

图 4-5　三维立体摄影测量系统

智能手机或平板电脑接口联机。应用程序通过三维特征定位技术和内置加速度计获取数据并实时融合三维点云，扫描输出具有数十万个点云组成的三维渲染图像。点云三维图像生成后，分析系统将其转化为参数化模型。然后使用人体测量识别算法来计算手臂节段的体积（图 4-6B），还可以进行周长的间隔测量（图 4-6C）。测量时，被扫描的区域需除去衣物，上肢外展 90°，放于支撑平台，并在 0.5 ～ 1.5m 的距离上进行采集。测量者开始扫描时，智能设备的屏幕将以彩色图像中的白色区域提示三维扫描的进展，未扫描的区域为彩色（图 4-7）。该系统是目前第一个做到快速、准确、可靠地去测量肢体体积的方法，具有低成本、设备轻巧、高精度、操作简便的优点。该系统能够在家庭与临床环境中广泛应用。同时，该应用程序具有动态选择框功能，操作者可以选择一个感兴

☆ ☆ ☆ ☆

趣的对象进行测量，并过滤掉环境中的其他部分。这种扫描进度的实时可视化是该系统优于其他系统的重要技术。该软件还具有识别长度和位置相同的左右臂节段部位。Binkley 等将 Lympha Tech 与水置换法测量进行信效度分析研究发现，两者的 icc、SEM。效度分析显示两种测量方法的测量值之间无统计学意义。Bland-Altman 分析显示，在＞3000ml 的肢体体积有更大的测量间变异性。

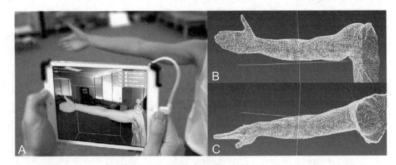

图 4-6　A.Lympha Tech 3D 成像系统；B、C. 点云三维图像

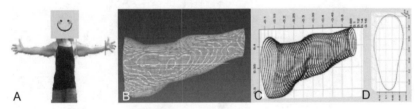

图 4-7　A. 测量感兴趣的对象；B、C. 点云三维图像

3. 红外扫描仪　Perometry（Pero-SystemGmbH，Wuppertal，Germany）主要由一个滑轨和一个方形移动框架组成，框架内部有可以发射红外线扫描的装置，见图 4-8。测量时患者取坐姿，上肢外展 90°水平前伸，手掌朝下，并将指尖接触抵板；然后框架以间隔相同的距离匀速缓慢地沿滑轨移动，在每个测量点时进行红外线扫描，扫描过程中发射的红外线由于被肢体阻断，触发感应器，根据感应被阻断的部分，得到测量点肢体的横断面直径。如果测量的最后一段小于间隔距离，便进行末端校正。将所有测量点的横断面直径测量值进行分析获得肢体的三维图像，然后将数据导入计算机后通过专门的软件计算出肢体的体积。为了提高测量的精准度减小误差，可以对肢体进行三次重复测量，求其平均值进行分析。Marek Ancukiewicz 等对同侧臂（A）与对侧臂（U）体积之间的比值在基线处进行统计，发现随着时间推移分布近似于对数正态分布。表明衡量臂间不对称的更好方法是不同时间点之间的 A/U 比值，而不是臂间差异。因此 Marek Ancukiewicz 等根据臂间的不对称性和时间变化，提出了 RVC 公式。

$$RVC = (A_2/U_2) / (A_1/U_1) - 1$$

其中 A_1、A_2 是基线和随访期间治疗的患侧肢体的体积，U_1、U_2 是未治疗的对侧肢体体积。

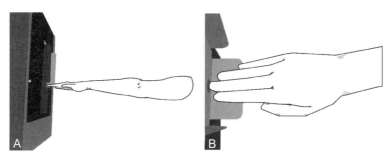

图 4-8 红外扫描仪 Perometry

（四）组织成分测量

乳腺癌相关淋巴水肿的肢体体积改变与组织成分改变之间存在相关性，肢体的皮肤肿胀、弹性改变与组织成分的改变有关，组织纤维化决定着淋巴水肿的进展。但是肢体体积测量不能够监测到肢体液体、肌肉、脂肪在内的组织成分的变化。目前的研究中多以体积测量作为淋巴水肿的主要评估方法，而忽略了组织成分变化和纤维化改变，在一定程度上不能够做到精准地评估测量。目前国内外对于组织成分改变和纤维化的监测也逐渐重视，有的研究已将其作为淋巴水肿严重程度或治疗效果的重要观察指标。传统的淋巴水肿的病理改变诊断方法，公认的是淋巴管造影和放射性核素显像。淋巴造影可以成像显示淋巴管和淋巴结的情况，但该方法操作复杂且有创；放射性核素显影率低、有创、不良反应较大，因此，这两种方法在临床应用时受到一定的限制。CT、MRI 对淋巴间隙的显示有较高的价值，但检测费用高，不能作为常规的检查方法。因此，选择一种无创，经济，操作简便的 BCRL 检测评估组织成分变化和纤维化的方法显得尤为重要。

1. 超声测量法　目前国内外应用超声诊断和评估乳腺癌相关淋巴水肿缺乏统一的检测分析指标以及分级指标，仍处于探索阶段。高频超声结合彩色多普勒血流显像，从影像学方面观察乳腺癌相关淋巴水肿组织成分的情况，具有高效、无创及操作简便的优点。文献报道，常规 6 ~ 10MHz 的高频超声既可保证足够的分辨率又可保证适当的穿透力，在乳腺癌相关淋巴水肿的诊断和评估中具有重要意义。

2. 生物电阻抗分析仪（BIA）　通过不同生物特性的不同组织之间的电导率差异来估计整个肢体的细胞外液含量。电阻抗测量依赖于组织的电容性和电传导性特性（在骨骼和脂肪中的电阻抗更大，在肌肉和其他含水量高的组织的电阻抗更低)。BIA 释放的电流首先分布到体内含有液体的低电阻率区域，包括细胞内液和细胞外液。在低频率电流时，细胞膜是不导电的，电流只通过细胞外液；随着电流频率的增加，细胞膜的电容效应逐渐减小，电流可以通过细胞内液和细胞外液。根据欧姆定律，臂电阻＝双手电压差／电流强度。在此基础上，测量各肢体的节段性细胞内液（ICW）、细胞外液（ECW）和全身液体（TBW）的电阻抗值，并通过比较正常肢体与水肿肢体的 ECW/TBW 电阻抗比值来计算水肿程度。BIA 测量前，受试者需要排空膀胱，以消除多余液体对全身阻抗测量的影响；并取下了所有的电子设备、装饰品（项链、戒指等），以及裤袜、袜子和鞋子；测量前需仰卧位 10min，消除重力引起的体液流动的影响；电极接触的皮肤部位需用酒精擦洗，以增加肢体导电的敏感性。测量时，受试者手臂轻微外展，手掌向下，腿轻微外展至肩宽（图 4-9）；然后将对应电极分别连接在双手的拇指尖和中指上，以及双脚的足踝和跟骨之间。测量得到各节段（双臂、双腿、躯干和全身）的电阻抗值。Woo-Jin Kim 等研究发现，在轻、中度淋巴水肿患者中，周径测量法测量的肢体间体积比值与分段多频生物电阻抗分析（s-MFBIA）测量的肢体间 ECW/TBW 比值之间存在线性正相关，测量值高度一致，且 s-MFBIA 的测量结果具有较高的可靠性。BIS 具有精确、无创，可

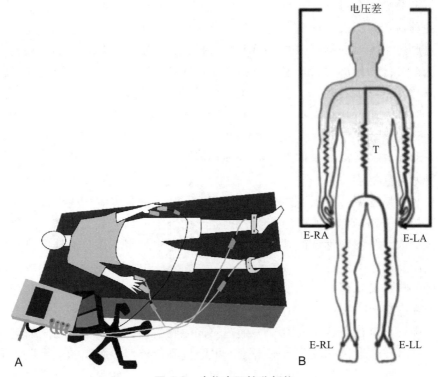

图 4-9　生物电阻抗分析仪

以客观反映出肢体组织中的水分变化，获得组织水肿变化的精准数据的优点，对评估或诊断轻、中度淋巴水肿具有重要意义。但是对于有起搏器、金属移植物以及组织已发生纤维化的重度淋巴水肿患者，不适合应用 BIS 进行测量。

四、自测量表

淋巴水肿的测量方法有多种，其中骨性标志法是一种常用的测量方法。这种方法是通过观察和测量骨性标志（如骨骼、关节等）的位置和尺寸，来确定淋巴水肿的程度和位置。具体操作方法如下。

骨性标志法是一种判断淋巴水肿程度的方法。具体来说，上肢淋巴水肿可以用皮尺分别测量患者双侧上肢掌指关节、手腕横纹、外上髁下 10cm、肘横纹、外上髁上 10cm、上臂根部 6 个部位的周径，来判断患者有无淋巴水肿及其严重程度。下肢淋巴水肿最常用的是测量第二趾前 5cm、外踝最高点上 5cm、髌骨下缘下 10cm、髌骨上缘上 10cm、髌骨上缘上 20cm。

定点法是一种诊断淋巴水肿的方法。这种方法通过测量肢体不同部位的周径，比较两侧肢体是否对称，来判断是否存在淋巴水肿。常用的测量部位包括上肢的掌指关节、手腕横纹、外上髁下 10cm、肘横纹、外上髁上 10cm 和上臂根部，以及下肢的第二趾前 5cm、外踝最高点上 5cm、髌骨下缘下 10cm、髌骨上缘上 10cm 和髌骨上缘上 20cm。

如果两侧肢体周径不对称，则可能存在淋巴水肿。此外，淋巴水肿定点法还可以用于监测淋巴水肿的治疗效果，以及评估淋巴水肿的严重程度（表 4-2）。这种方法简单易行，对于淋巴水肿的诊断和治疗具有重要的意义。

表 4-2　自测量表

上肢自测表	虎口	手腕	腕上 10cm	手肘	肘上 10cm

下肢自测表	足背	足踝	踝上 10cm	膝关节	膝上 10cm

第 5 章

淋巴水肿的预防

淋巴水肿发生发展有诸多危险因素，但具有危险因素不等于一定发生淋巴水肿，只是增加水肿的发生风险。各种预防措施可以在一定程度上延缓淋巴水肿的发生、发展，但不能完全避免。受到淋巴管类型、管径的个体差异性等诸多干扰因素，目前也很难精确筛查出高风险患者。

第一节　淋巴水肿的危险因素

一、医疗因素

医疗因素是指由于各种医学治疗手段带来的不可避免的或因误诊、治疗措施不当造成的淋巴管受损。

（一）手术是最常见、最直接的造成局部淋巴管、淋巴结受损的因素

恶性肿瘤的根治性手术需要切除局部淋巴结、淋巴管，直接造成局部淋巴循环通路中断。文献显示，妇科恶性肿瘤术后下肢淋巴水肿发生率为28%～49%，乳腺癌术后上肢淋巴水肿发病率为20%～35%。

不同的手术方式带来的创伤不同，手术创伤越大，发生淋巴水肿的风险越高。淋巴水肿与淋巴结切除的范围、数目相关，淋巴结清扫术是发生淋巴水肿最强的预测指标。妇科肿瘤患者中，行淋巴结清扫术的患者下肢淋巴水肿的发生率为27.9%，无淋巴结清扫者为5.8%。乳腺癌手术中，切除很多腋窝淋巴结（ALND）患者淋巴水肿的发生率（19.9%）是前哨淋巴结活检术（SLNB）患者淋巴水肿发生率（5.6%）的4倍左右。切除≥5个淋巴结患者淋巴水肿的发生率（18.2%）明显高于切除＜5个淋巴结的患者（3.3%）。由此可见，随着淋巴结切除数目的增加，淋巴水肿发生率也在增加。肿瘤手术方式的微创化，缩小了伤口范围，对淋巴水肿的发生有积极的预防作用。

手术因素引起的淋巴水肿发生时间个体差异较大，如妇科恶性肿瘤手术患者，75%的淋巴水肿发生于治疗后1年内，19%发生于术后2年内，6%发生于术后 5 年内,其中术后 3 ～ 6 个月是高发时间段。2/3 的淋巴水肿病例为单侧,但具体哪侧受累取决于诱发事件,盆腔淋巴结清扫则会增加双下肢水肿的风险。

(二)放疗是肿瘤继发性淋巴水肿的重要诱发因素

放疗可导致照射野的局部毛细淋巴管及小淋巴管管腔闭塞、大淋巴管管腔狭窄、淋巴结萎缩、周围组织纤维化,加重淋巴回流通路及侧支循环损伤,减少淋巴运输,从而导致淋巴水肿发生、发展(图 5-1)。

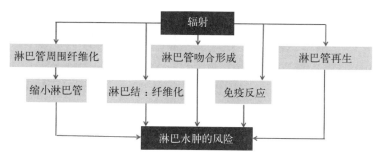

图 5-1　辐射与淋巴水肿的关系

放疗剂量越大,淋巴水肿发生率越高。当外照射剂量＞ 45Gy,淋巴水肿发生率增加。与单纯手术或与单纯放疗相比,手术联合放疗患者的淋巴水肿发生率更高。恶性肿瘤患者手术后辅助放疗是发生淋巴水肿的高危因素。

(三)化学治疗是肿瘤相关性继发淋巴水肿的相关因素

目前化疗导致淋巴水肿的机制尚未完全阐明。患者在化疗期间常出现化疗相关中性粒细胞减少、免疫力降低等,易诱发感染,从而导致淋巴水肿的发生;长期应用化疗药物(特别是紫杉烷类药物)会引起血管内皮炎症,使毛细血管通透性异常,从而导致细胞外液增加,以及蛋白质在间质累积,体液滞留在肢体而产生淋巴水肿;另外紫杉烷类药物会通过阻止淋巴再生增加水肿发生的风险。但总体来说,化疗对淋巴水肿的发生影响较小,远不及手术及放疗。

二、疾病因素

(一)肿瘤

淋巴水肿的世界流行病学调查显示,肿瘤相关性继发淋巴水肿是目前世界上淋巴水肿的主要类型之一,也是目前我国最常见的淋巴水肿类型。

1. 肿瘤大小、分期和部位　肿瘤体积更大,对局部淋巴管或淋巴结压迫造成淋巴管或淋巴结阻塞的概率越大。肿瘤晚期由于肿瘤及治疗导致淋巴系统的破坏会更广泛,更容易发生淋巴水肿。肿块发生的部位不同,淋巴水肿发生概率也不尽相同。例如,在乳腺癌患者中,外上象限肿块者淋巴水肿发生率更高,其次是乳晕区,乳腺其他部位肿块者发生淋巴水肿概率相对较低。

2. 区域淋巴结浸润个数和水平　区域淋巴结浸润个数越多、越严重，局部淋巴循环功能越受影响，发生淋巴水肿风险越高。

3. 复发和转移　肿瘤复发及淋巴结转移明显者，因肿瘤本身及治疗导致的淋巴系统的破坏更严重，淋巴水肿发生风险更高（图5-2）。

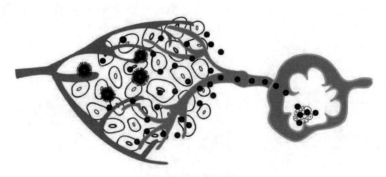

图 5-2　淋巴转移

（二）感染

感染既是淋巴水肿的直接原因，也是发展淋巴水肿的危险因素，二者相互影响，相互促进。反复发作的皮肤淋巴管、淋巴结感染（又称丹毒），是导致淋巴管系统病变形成继发性肢体淋巴水肿的主要原因之一。淋巴水肿亦可促进局部反复发作蜂窝织炎或淋巴管炎，而感染又会加重淋巴水肿，形成恶性循环。

（三）丝虫病

丝虫病是目前全世界范围内继发性淋巴水肿的主要原因，据估计，患病人数近亿，主要分布在非洲和东南亚，我国本土已经多年未见新发病例。丝虫病典型的临床症状有反复发作的丝虫热，往往有不适的前兆，随之出现急性淋巴管炎及肢体水肿。可由于反复伴发细菌感染，淋巴管堵塞，组织水肿和纤维化日渐加重，甚至形成象皮肿。

（四）淋巴囊肿

淋巴囊肿与淋巴水肿由相同的病因基础发展而来，淋巴囊肿过大或继发感染，会加重局部淋巴水肿。

（五）外伤或骨折

外伤或骨折破坏局部淋巴循环，造成淋巴运输障碍形成水肿。

（六）深静脉血栓

深静脉血栓（deep venous thrombosis，DVT）是血液在静脉内不正常凝结形成的，通常会阻塞血管，导致静脉回流受阻，引起远端静脉高压、肢体肿胀、疼痛等。在淋巴系统正常的情况下，一旦血凝块清除，肿胀即可消退，但血栓形成对淋巴系统也可能造成损伤，这种肿胀也将持续存在，此时下肢持续的肿胀称为血栓后综合征，其本质是淋巴水肿。

（七）静脉曲张

静脉曲张是由于静脉瓣膜功能不全或血液回流障碍引起的静脉血管扩张和扭曲。这通常会导致下肢静脉血液回流不畅，造成下肢肿胀、疼痛、皮肤变色和静脉曲张性溃疡等症状。它与淋巴水肿是两种不同的疾病，但两者之间又存在一定的关联。静脉曲张可能会压迫淋巴管，导致淋巴液流动受阻，进而引发淋巴水肿。

（八）高血压

高血压可导致人体水钠潴留、细胞外液量增加、局部淋巴回流功能下降，从而增加淋巴水肿的发生风险。

（九）糖尿病

糖尿病也可能会增加淋巴水肿的风险。糖尿病患者由于血糖控制不当，可能会导致淋巴管堵塞，从而引发淋巴水肿。此外，糖尿病患者血糖控制不佳时，容易出现感染，感染可诱发或加重淋巴水肿。

三、患者体质

（一）肥胖

肥胖是淋巴水肿的独立危险因素，可能因脂肪压迫或浸润血管、淋巴管引起淋巴回流障碍，在子宫内膜癌和卵巢癌中均发现超重和肥胖与下肢淋巴水肿呈正相关，但在宫颈癌中并不明显，可能宫颈癌的治疗对淋巴系统破坏所造成的损伤权重更大，掩盖了 BMI 的影响。此外，肥胖患者的淋巴结清扫可能更加困难。一项研究纳入了 137 例治疗乳腺癌的女性，发现 BMI $> 30kg/m^2$ 的女性发生淋巴水肿的风险比 BMI $< 25kg/m^2$ 的女性高 2.9 倍。

（二）年龄

年龄 ≥ 60 岁和 < 60 岁的宫颈癌患者术后淋巴水肿发生率分别为 17.1%、12.4%。随着年龄的增长，淋巴管 - 静脉吻合网逐渐减少，淋巴引流代偿能力随之下降。同时，缺损淋巴结及淋巴管修复能力减弱，易导致淋巴回流障碍。国内一项 Meta 分析的文献显示，年龄较大的乳腺癌患者术后更易发生淋巴水肿，原因可能同宫颈癌。这与有关国外女性的 Meta 分析结论不一致。究其原因，一方面，国际上对青、中、老年乳腺癌年龄划分尚未形成统一的标准，国内外报道不尽相同，造成研究对象年龄划分差异较大，可能影响结果。另一方面，我国乳腺癌患者的发病年龄比西方发达国家提前近 10 年，平均发病年龄 48.7 岁，且乳腺癌术后上肢淋巴水肿发生率术后 3 年开始每年以 1% 的速度增长，从而导致随术后年龄增长其发生水肿的风险就越大。

四、行为因素

（一）患肢使用频率和强度

手术侧为主利手的患者上肢及盆腹腔恶性肿瘤手术患者的下肢更容易发生，因患肢使用频率及强度更大，诱发水肿发生或加重水肿严重程度的概率更大。

（二）患肢功能锻炼情况

乳腺癌术后功能锻炼不到位，可使患者发生肩关节活动障碍。肩关节活动障碍可能导致上肢淋巴回流不畅，从而增加上肢淋巴水肿的风险。此外，淋巴水肿也可能影响肩关节活动，形成恶性循环。

（三）局部过冷

患者冰敷或使患处暴露在低温环境下，淋巴管的收缩会变得更加明显，这会导致淋巴回流减少，虽然要运输的淋巴减少了，但运输能力也同时下降了，容易打破原有的平衡而出现肿胀的风险。另外，如果长期处在严寒的天气中，身体的皮肤可能会出现皲裂，增加感染的风险。双重风险相加，更容易引发肿胀。

（四）局部过热

患者蒸桑拿、泡温泉、烫水泡脚、热水洗澡（温度高于40°）、近距离烤火会导致患肢过热，血管扩张。血管通透性增加，血液中的大量液体渗透在组织间隙，增加毛细淋巴管的回收和运载负担。一旦患肢脆弱的淋巴循环被打破，将诱发和增加淋巴水肿的发生。

（五）航空旅行或高原地区旅居

航空旅行期间，乘客处于不舒服的体位，无法伸展或轻易离开座位。腿部处于低垂位置并受挤压，导致下肢组织液增加以及回流不畅，引起淋巴水肿。另外，机舱中的气压（由空气的重量施加在身体上的力）降低，更多的液体从毛细血管过滤到组织中。低压环境也可能让组织中的纤维变形，引起邻近生理结构的压缩和（或）变形，从而导致淋巴液积聚和（或）阻碍回流，引起淋巴水肿。

对于已经有淋巴水肿的患者，由于肿胀引起的持续拉伸，皮肤中的弹性纤维功能受损，在低压力环境下可能会导致淋巴水肿恶化。

高原地区旅居时，由于高海拔地区气压低可能导致或加重淋巴水肿。

第二节　淋巴水肿的一般预防方法

一、识别早期信号

识别早期信号对于预防淋巴水肿的发生发展有重要作用。淋巴水肿早期信

☆ ☆ ☆ ☆

号见表 5-1。很多患者自己发现淋巴水肿时已经是症状非常明显的阶段，肢体周径差异很人，这样治疗花费的时间和费用都会增加。

表 5-1　淋巴水肿早期信号

肢体沉重感、疲乏	皮肤紧束感
穿衣服、鞋袜、手镯、手表或戒指感到紧束	皮肤增厚，伴或不伴皮肤改变，出现水泡或疣
局部皮肤瘙痒、湿疹等异常情况	肢体关节移动困难
患肢疼痛	肢体肿胀，包括手指、足趾

周径差异 > 2cm 可提示淋巴水肿

二、局部皮肤预防

（一）预防感染与创伤

皮肤保持清洁，采用中性香皂清洗患肢，避免使用碱性洗剂。保持皮肤清爽滋润，皮肤过分干燥或脱皮时涂抹润肤露，避免选择油性重，或加有香精的润肤露。尽量避免淋巴循环障碍危险区域皮肤受损，不在危险区域进行有创操作如抽血、输液、注射、针灸、刮痧、文身、扣抓、撕扯死皮等，同时避免该区域被割伤、宠物抓伤。户外活动建议穿着长袖长裤、喷洒驱蚊药剂，避免蚊虫叮咬。避免暴晒造成晒伤，户外活动紫外线强烈时应使用高倍防晒乳（SPF ≥ 30）。平常仔细检查皮肤状况。

（二）放疗患者的皮肤保护

另外，针对放疗患者应遵医嘱按时按量涂抹放疗皮肤保护剂，且不能在该区域使用放疗皮肤保护剂之外的任何消毒液、身体乳、沐浴露、香皂等。穿着宽松、柔软、透气的棉质内衣，不在照射野皮肤进行有创操作，不在照射野皮肤揉搓、搔抓、冰敷、热敷、贴胶布。不穿紧身衣物及佩戴过紧或尖锐饰品。

三、避免局部过冷过热

（一）避免局部过冷

对于淋巴水肿的患者，需要尽量避免长时间暴露在过冷的环境中，局部避免冰敷。在冬季或寒冷的季节，应注意保暖，保持室内温暖及湿度适宜。天冷取暖建议使用空调、暖气片、地暖等设备使大环境温度提升，避免水肿风险部位使用热水袋、暖宝宝、近距离烤火等。此外，适当的运动和按摩也可以促进淋巴回流和血液循环，有助于减轻淋巴水肿的症状。

（二）避免局部过热

淋巴水肿的患者局部避免过热，需要终生避免蒸桑拿，洗澡水避免温度过高（一般建议不超过 41℃）。上肢水肿患者在厨房接触热源注意穿戴隔热袖套、手套等防护，下肢水肿患者避免过热的水烫脚以及时间过长（通常建议水温不超过 41℃，时间控制在 15min 以内）。电热毯开启待床温热后立即关闭电源再就寝，避免电热毯长时间烘烤身体。外出需要做好降温和防晒措施，避免长时间暴露在高温环境中。同时，需要保持适宜的室内温度和湿度，避免过热环境刺激。在炎热的夏季，需要特别注意避免长时间户外活动和过度剧烈的运动，以免加重淋巴水肿的症状。

四、避免患肢过度劳累及爆发用力

（一）上肢患者

指导患者避免用患肢长时间做重复性动作，如搓衣服、擦灰、扫地、拖地、切菜、摸麻将等，要学会用健侧手充当生活中以上情景的主力手。避免患肢过度负重及使用爆发力，如砍骨头、提重物、抱小孩、甩手、冲拳、平板支撑等。术后 2～4 周患肢应避免负重超过 0.5kg，4 周后应避免负重超过 2.5kg。避免过度运动患肢，避免患肢劳累，一旦发生疼痛应立即躺下休息，抬高手臂。走路时建议将患侧手放在衣兜里，或者双手环抱于胸前，或手抓在背包肩带上。乘坐公交、地铁时，避免使用患肢抓吊环或栏杆保持平衡，以防急刹车时患肢爆发用力。

（二）下肢患者

指导患者避免久坐久站，当下肢感觉坠胀时，及时坐下休息并尽量抬高下肢休息。下肢避免用力踢、甩、跳跃、奔跑及负重过度。控制体重在合理范围内，对下肢淋巴水肿患者尤为重要。

五、避免过度挤压

避免穿着紧身衣裤以免造成血液及淋巴回流不畅。上肢患者还应避免在患肢佩戴手表、手镯、戒指等，下肢患者避免鞋袜过紧。避免在患肢进行测血压、扎压脉带等操作。

六、航空旅行及高原地区旅居的防护

淋巴水肿患者可以享受航空及高原旅行。压力治疗 [绷带和（或）压力袖袜套] 是对抗航空旅行或高海拔旅居气压降低负面影响的有效措施。它可以增加组织内的压力从而有效地减少组织中液体的积聚并促进淋巴和静脉的回流。在航班到达最终目的地或离开高海拔地区之前，不要长时间取下绷带或袖袜套材料。

另外，一些细节的保护也很重要。如果可能的话预订航班座位时尽量选择空间更大、更方便活动的座位，比如后排或靠过道的座位，这样可以有更大的腿部活动空间，方便定期起来活动。留出足够的时间办理登机手续并到达登机口，避免过快行走、奔跑。确保自己可以管理自己的行李，携带较小的行李箱（最好是带轮子的行李箱），不要用肿胀的手臂托举行李箱或将行李从行李传送带上抬起，必要时寻求他人帮助。穿上宽松，舒适的衣服和鞋子。下肢淋巴水肿患者建议不要在飞行期间脱鞋。建议在飞行过程中进行肢体活动。航空公司通常提供关于飞行中肢体活动的小册子或视频演示，如果在穿着压力绷带或压力袖套时进行活动，则更有益处。在飞机上注意不要多食，多喝水或果汁，抵达酒店以后，保证充足的休息，并将患肢抬高。加压后的机舱内空气非常干燥，高海拔地区也往往存在空气干燥、紫外线强烈的问题，做好皮肤护理，注意防晒保湿。

七、功能锻炼

锻炼的意义是非常广泛和深远的，既可以增强身体素质，提高人体健康水平，又可以缓解压力改善心理健康。功能锻炼在淋巴水肿康复治疗中同样扮演着至关重要的角色。对有淋巴水肿风险或患有淋巴水肿者，锻炼可以改善肢体灵活性、关节活动度，最重要的是增加淋巴引流和水肿区域的静脉回流，从而减少肢体大小和主观肢体症状。

研究表明，运动会使水肿区域淋巴液和蛋白质的运输增加。在 2h 运动中，淋巴流动在前 15min 内增加 5 倍，剩余时间内增加 2 ～ 3 倍。淋巴系统与血液系统密切相关，并且是淋巴液从身体组织流回血液的辅助途径。肌肉活动和腹式呼吸对从四肢返回心脏的静脉血液也产生相当大的影响；对于下肢淋巴水肿患者来说，静脉回流增加尤为重要。

浅表淋巴管位于肌肉层和皮肤之间。通过活动，肌肉紧贴着皮肤收缩和舒张，从而增加淋巴管活动性和淋巴液回流。但在淋巴水肿患者身上，皮肤组织中的弹性纤维受到损伤，无法为下面的肌肉组织及这些组织内的血液和淋巴管提供足够的抵抗力。因此，建议在运动时使用弹力绷带或穿弹力衣。外部压力会补偿受影响组织弹性的不足，提供改善淋巴回流和维持水肿减少所需的抵抗力。

在生理条件下，淋巴管主要依靠自主收缩来输送淋巴液，而肌肉收缩、呼吸运动以及动脉的搏动等都有助于淋巴液的输送。在病理状态下，淋巴循环通路受阻或淋巴管的收缩功能不佳，导致淋巴液在管腔内滞留，从而引发淋巴管的扩张。尽管此时扩张的淋巴管的收缩频率会增加，以尽可能完成受损淋巴系统的功能，但仅靠淋巴管自身的收缩往往不足以恢复受损淋巴系统的全部功能。因此，在未经治疗的情况下，不建议患者进行过于剧烈的体育锻炼。

（一）运动前评估

评估患者病史，目前身体症状、体征，用药情况及生活习惯，身体活动水平或运动习惯，心血管（CVD）疾病风险因素。通过体力运动（PA）水平调查，评估患者体力运动能力属于何种强度等级。另外可以使用 PAR-Q 问卷（身体活动准备问卷）。对于评估结果为中高风险的患者，建议由专业人士进行医学评价，包括体格检查及运动负荷测试（功率车、6min 步行试验等）。

（二）运动保护

必须在使用压力绷带或穿戴压力手臂套、压力袜的情况下进行（游泳因为水会提供梯度压力，因此可以脱离压力产品的保护进行）。规范使用压力产品，在其保护下进行功能锻炼时，弹力产品对肌肉、血管、淋巴管进行挤压，同时由远心端向近心端逐步递减的压力梯度模仿手法引流治疗淋巴水肿，促进血液与淋巴回流向正常的引流方向，促进肢体消肿。若没有弹力产品的保护，淋巴液会在重力的影响下向身体下垂的方向沉积。如果在运动前后配合简单的自我手法淋巴引流效果更好。锻炼应该循序渐进，低中强度。锻炼前进行热身运动，避免受伤。避免患肢离心运动。运动中留意患肢主观感觉，当出现疼痛、坠胀时，应及时调整运动强度。锻炼后进行拉伸和放松活动。

（三）运动计划

在运动前由专业人员指导，制订个体化运动计划。从简到难，从低强度至高强度。特别对于没有运动基础的患者，确保计划符合患者兴趣爱好，保证计划的可行性与持久性。可以充分利用生活碎片化时间，进行简短有效的功能锻炼。

（四）局部锻炼

1.**呼吸运动**　在局部锻炼和全身锻炼中都非常重要。比如腹式呼吸，它也是核心力量训练的一部分。

2.**全关节范围运动**　原则上先锻炼大关节，再锻炼小关节，逐步增加关节活动精度。例如乳腺癌患者术后爬墙、旋肩、屈肘、伸指握拳运动，参见图 5-3 ～图 5-6。

3.**抗阻运动**　是一种通过增加肌肉负荷来提高肌肉力量、耐力和爆发力，提高身体的基础代谢率，减少脂肪堆积，并有助于塑造身体线条的训练方法，此外，有助于提高身体平衡能力，减少运动损伤的风险。它通常使用哑铃、杠铃、弹力带等器械，通过不同的训练动作和负荷重量来刺激肌肉生长和发展。

抗阻肌力训练应包括全身主要大肌群，每组肌肉训练之间休息≥ 60s。抗阻运动可以与其他运动方式相结合，如有氧运动、柔韧性练习等，以全面提高身体的综合素质，对一些特殊临床问题如淋巴水肿、肌少症、神经损伤等，抗阻运动是不可替代的运动方案之一。

（1）运动方式：多关节或复合练习。卧墙、胸部推举、臂前平举、侧平举、肘部弯曲、臂弯举和三角肌伸展，下肢椅子蹲坐、椅腿抬高、小腿内收和小腿抬高、深蹲等，参见图 5-7 ～图 5-12。

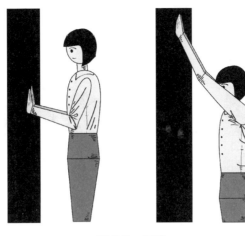

图 5-3 爬墙

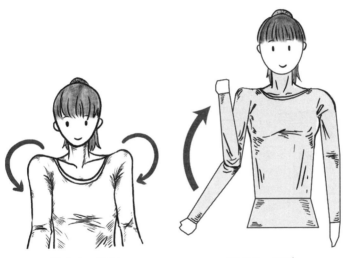

图 5-4 旋肩   图 5-5 屈肘

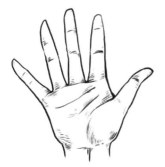

图 5-6 伸指握拳

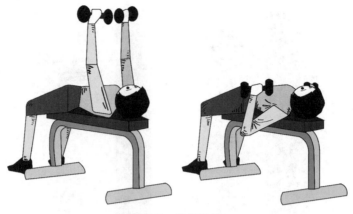

图 5-7　胸部推举

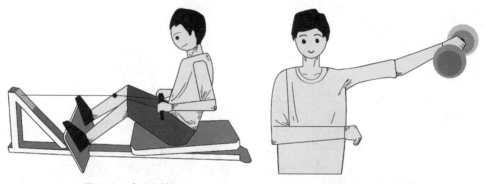

图 5-8　坐姿划船　　　　　　　　图 5-9　肩部侧举

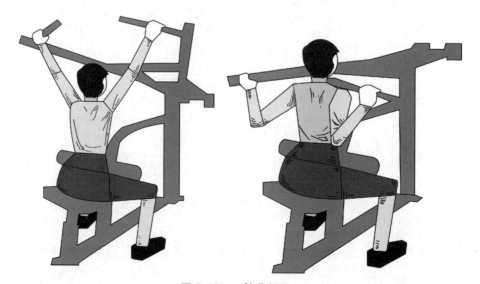

图 5-10　下拉背阔肌

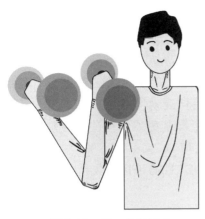
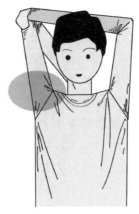
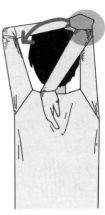

图 5-11　肱二头肌屈曲　　　　　　图 5-12　肱三头肌伸展

（2）运动量及运动强度：每一组肌群练习 2～4 组，每组重复 8～12 次，组间休息 2～3min，同一组肌群训练间隔至少 48h。老年人和久坐人群训练从低强度开始，即 40%～50% 1-RM（单次最大负荷量），1 组／次，重复 15～20 次／组。随后每 1～2 周增加 5%～10% 1-RM，逐步过渡到中等强度，即 50%～70% 1-RM，2 组／次，重复 10～15 次／组。

（3）运动频率：每周对每个大肌群训练 2～3 次。例如，乳腺癌康复者每周进行 2 次力量训练，对于既往无力量训练经历的患者，运动开始的 1～2 周内，每周训练 1 次，每 1～2 周增加 1～2 次。

（4）注意事项：力量训练过程中，指导患者进行正确的呼吸训练，方法为用力时呼气和放松时吸气。避免深吸气后屏气，从而避免胸膜腔内压增加，加重心脏负荷。避免容易加重代偿性淋巴管循环负荷的训练动作，如高强度训练、反关节运动等。

4. 柔韧性训练　是一种通过拉伸和放松肌肉，提高关节灵活性和身体柔韧性的训练方式。这种训练对于预防运动损伤、改善身体姿势和提高运动表现都非常重要。

（1）运动方式：对所有主要肌肉和肌腱单元进行系列拉伸。建议在进行抗阻训练后，针对性地对该肌群进行拉伸训练。

静态拉伸：通过缓慢拉伸肌肉，保持一段时间，然后放松，重复多次。静态拉伸可以帮助增加肌肉长度和关节灵活性。

动态拉伸：通过一系列的动作，逐渐增加关节的活动范围，如肩部环绕、臀部摆动等。动态拉伸可以提高肌肉的灵活性和协调性。

泡沫轴滚动：使用泡沫轴在身体上滚动，可以缓解肌肉紧张和疼痛，增加肌肉的柔韧性。

☆ ☆ ☆ ☆

瑜伽：瑜伽是一种综合性的柔韧性训练方式，通过各种体式和呼吸练习，可以增加关节灵活性、改善身体姿势和提高身体能量。

（2）运动量及运动强度：每个拉伸总共练习 60s。注意运动过程中逐渐增加拉伸幅度，避免过度拉伸和受伤，每个动作应保持在拉紧或仅有轻微不适，以并不引起患肢疼痛的前提下为宜，保持伸展动作 10 ～ 30s，老年人保持 30 ～ 60s 获益更多，重复 2 ～ 4 次。注意呼吸，避免憋气和过度用力。保持适当的休息，避免过度疲劳。

（3）频率：每周至少 2 ～ 3 次柔韧性运动，目的是提高关节活动度、韧带的稳定性。

（五）全身锻炼

1. 有氧运动

（1）有氧运动类型：快走、慢跑、有氧健身操（包括中国传统运动太极、八段锦等）、骑自行车、跳舞、爬台阶、球类运动、游泳等。但游泳需考虑放疗皮肤氯暴露、术后伤口愈合情况、水肿急性期等特殊情况。

（2）运动时间与频率：稳定期的淋巴水肿康复者每天 30 ～ 60min（每周完成至少 150min）的中等强度有氧运动，每天 20 ～ 60min（每周至少 75min）较大强度有氧运动。运动量可以一次性完成，也可以 1d 积累完成，但每次运动时间至少坚持 10min。每周应有 3 ～ 5d 有氧运动。

（3）运动强度：由低开始，逐步增加。

低：30% ～ 39%HRR；中：40% ～ 59%HRR；较大强度：60% ～ 89%HRR。

最大心率（HRmax）＝ 220 － 年龄。

储备心率（HRR）＝ 最大心率 － 安静心率。

目标心率（THR）＝ 储备心率 × 期望运动强度（%）＋ 安静心率。

Borg 主观疲劳等级评分中，运动强度分为 6 ～ 20 级，6 ～ 9 级为低强度；10 ～ 11 级为较低强度；12 ～ 13 级为中等强度。

（4）运动量：目标运动量为每周 ≥ 500 ～ 1000MET-min。

运动量等于运动时间、频率与每项运动的代谢当量（MET）的乘积，单位用 MET-min/wk 表示。代谢当量（MET）是运动时的代谢率与安静时代谢率的比值，每种运动方式都有对应的代谢当量值，见表 5-2。

表 5-2　常见运动代谢当量值

运动项目	代谢当量（MET）
骑车：19.3 ～ 22.3km/h（休闲，中等强度）	8.0
骑车：山地骑行，上坡，高强度	14.0
动感单车（中等至高强度 /90 ～ 100 瓦特）	6.8

☆ ☆ ☆ ☆

续表

运动项目	代谢当量（MET）
循环训练，包括壶铃、高强度训练、较少的组间休息	8.0
抗阻（负重）训练深蹲、爆发力训练	5.0
抗阻（负重）训练 - 多样化训练，重复 8 ～ 15 次	3.5
跳绳	12.3
庭院活动：修剪草坪，中等到高强度	5.0
园艺：一般活动，中等强度	3.8
跑步：6 英里 / 小时（10 分钟 / 英里）	9.8
跑步：14 英里 / 小时（4.3 分钟 / 英里）	23.0
高尔夫：行走（携带装备）	4.3
网球（单打）	8.0
篮球 - 一般活动	6.5
步行锻炼 - 快节奏（3.5 英里 / 小时）	4.3
泳池游泳 - 自由泳 / 狗刨式，轻到中等强度	5.8
徒步（山地，负重 10 ～ 20 磅）	7.3
基于主机的锻炼 - 中等强度（如 wii 套件）	3.8
视频训练（DVD/TV）有氧，中等强度	4.0
坐：坐在桌边 / 看电视 / 阅读	1.3
站立：利用电脑办公 / 阅读 / 打电话	1.8

2. 平衡训练　是一种专门针对提高平衡能力的训练方法，可以帮助人们增强身体对姿势的控制和协调性。通过各种训练手段，如静态平衡训练、动态平衡训练等，帮助人们提高身体在各种运动状态下的平衡能力和稳定性。

静态平衡训练是指身体在静止状态下，通过调整姿势和肌肉收缩来保持平衡的训练方法。例如，单足站立、闭眼站立、倒立、瑜伽平衡姿势（树式、鹰式、三角式等）等。

动态平衡训练是指在运动状态下，通过调整身体姿势和肌肉收缩来保持平衡的训练方法。例如，平衡木、跳跃、跑步、游泳、跳舞等。

（六）运动计划的督导落实

要对运动计划的落实情况进行督导，提高患者运动积极性，确保安全有效地完成运动计划。

（七）效果评价、动态调整及复评

运动计划实施一段时间（如 1 ～ 2 周）后，及时对患者各项运动及医学指标进行评价，根据情况动态调整运动计划的强度、量、时间、频率、方式等，并定期复评，动态评估。

八、预防肿瘤等致病因素，建立良好生活习惯

（一）预防肿瘤等疾病致病因素

做好癌症三级预防，积极学习各类疾病防控知识，尽量避免各种相关疾病如糖尿病、高血压、下肢静脉曲张、深静脉血栓、丝虫病等。

高血压是淋巴水肿发生的独立危险因素，其原因可能是高血压患者常出现水钠潴留引起机体血管内液及组织间液增多。既往 Meta 分析结论显示，高血压不是国外女性乳腺癌术后相关淋巴水肿发生的危险因素，这可能与我国高血压患病人数超过 3 亿，且女性高血压患病率超过 50%，高于西方发达国家的女性高血压患病率，造成国内外研究对象的基线情况不同有关。

（二）淋巴水肿与营养

淋巴水肿患者不需要特殊的饮食。受淋巴水肿影响的患者应该尽力达到并保持合理体重以减少与肥胖相关的危险因素。在选择合适的饮食时，患者应该相信自己的判断。如果没有其他疾病存在，如糖尿病或心脏病，那么应追求健康和均衡的饮食。但是淋巴水肿患者有必要适当限制钠盐的摄入，避免水钠潴留，以及增加高血压的风险。

应注意的是，许多患者会认为限制水和蛋白质摄入量能控制淋巴水肿。尽管淋巴水肿的定义是组织中水和蛋白质的积聚，但必须了解的是淋巴水肿并不能因为限制水和蛋白质摄入而减轻。良好的水合作用对于基本细胞功能至关重要，在淋巴水肿治疗前后尤为重要，它可以帮助身体清除废物。而蛋白质是组成人体的重要原材料，它对维持正常生理功能，改善疾病预后都有着不可或缺的重要作用。

胆固醇是一种脂肪物质，由肝脏产生，也存在于饱和脂肪含量较高的食物中，如肉类、蛋类和乳制品。单不饱和脂肪酸或多不饱和脂肪酸，或高密度脂蛋白（high density lipoprotein，HDL）可降低疾病风险。低密度脂蛋白（low density lipoprotein，LDL）由饱和脂肪酸和反式脂肪酸组成，也被称为"坏"胆固醇，可能黏附在动脉内壁并使得冠心病的风险增加，增加肥胖的风险，进而对淋巴水肿患者带来不利影响。

没有任何维生素、食品补充剂或草药已被证明能够有效减轻淋巴水肿。然而，淋巴水肿患者通常需要额外的维生素和补充剂，特别是当他们与感染的反复发作做斗争时候，遵医嘱补充适当的维生素和补充剂是有益的（图 5-13）。

（三）提高健康指数

饮食科学合理，少食肥甘厚味，适当锻炼，保持健康体重（BMI $< 30\text{kg/m}^2$），控制血压、血脂、血糖在合理范围内。戒烟限酒，生活作息规律，心态积极阳光，洁身自好，保持身心健康。

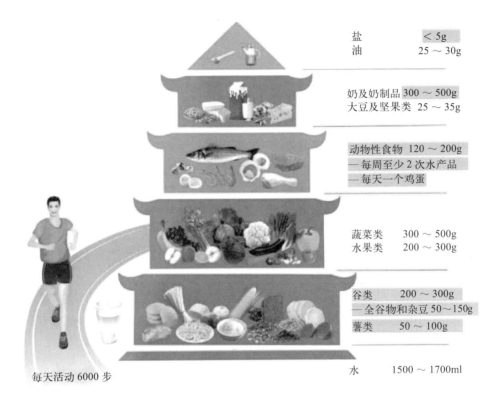

图 5-13　中国居民平衡膳食宝塔（2022）
引自《中国居民膳食指南（2022）》，北京：人民卫生出版社

第三节　淋巴水肿的特殊预防方法

一、早期手法引流

　　淋巴引流分为徒手淋巴引流（manual lymphatic drainage，MLD），以及患者自我淋巴引流（simple lymphatic drainage，SLD），提倡患者及家属掌握SLD，坚持终生自我管理。有文献报道显示，MLD技术可即时减小乳腺癌相关淋巴水肿患肢体积和局部组织水分，单次治疗即有明显效果。SLD在减少患肢体积方面的作用与MLD近似，但对改善患肢局部组织水分的作用有限。乳腺癌相关淋巴水肿患者在条件允许的情况下，应尽可能接受专业、规范的MLD

治疗，SLD 是一种有益的替代补充方式和患者自我管理的重点。

（一）徒手淋巴引流

1. 包括　开通淋巴结、瘢痕舒缓、淋巴引流。淋巴开通见视频 5-1。

2. 适应证　良性淋巴水肿、类风湿关节炎、手术切口周围水肿。

3. 禁忌证　急性感染、深静脉血栓急性期、局部肿瘤转移、肿瘤侵犯局部皮肤。

4. 具体手法　详见本书第 7 章第三节。

视频 5-1　淋巴开通

（二）患者自我淋巴引流

学会徒手淋巴引流居家护理方法，1 ～ 2 次 / 天，15 ～ 30 分钟 / 次，自己完成，家属协助。

上肢自我淋巴引流见视频 5-2。下肢自我淋巴引流见视频 5-3。

视频 5-2　上肢自我淋巴引流

视频 5-3　下肢自我淋巴引流

二、弹力产品的选择与使用

弹力袖套 / 手套 / 袜套可以推后淋巴水肿的发生时间、减轻淋巴水肿发生的程度，但不可以预防淋巴水肿。而压力绷带则应用于淋巴水肿的治疗。

（一）弹力产品应用原理

1. 压力梯度　压力袜 / 压力臂套或者绷带产生的压力值从远心端到近心端逐渐稳步减小，形成压力梯度，用以维持或恢复静脉生理性的压力梯度，从而治疗淋巴水肿、静脉水肿。绷带的压力梯度是通过治疗师的包扎技术和所用的包扎材料实现的；而压力袜 / 压力臂套的压力梯度是通过相互交织的弹性纤维经过编织与塑形形成的。

2. 拉普拉斯定律　弹力绷带产生的压力可根据拉普拉斯定律（$P = T/R$）进行预测，其中 P 为压力，T 为张力，R 为半径。绷带包扎后的压力可以定义为张力除以绷带侧肢体的半径。

绷带压力 =（张力 × 绷带层数）/（足踝周长 × 绷带宽度）

在绷带的张力相同的情况下，半径较小的踝部相对于半径较大的腓部会承受更大的压力。如果整个肢体使用均匀压力包扎，那么，肢体远端部位半径小所承受的压力较大，如肢体近端部位半径大所承受的压力较小。由此从肢体远端到近端自动产生梯度压力差。有骨性突出的部位承受的压力最大，而骨性突出周围的部位（如踝周）往往压不到，因此在这些部位可放置海绵衬垫，以获得均匀的压力。

3. 工作压与静息压

（1）工作压：是指运动时，肌肉通过扩张和收缩达到泵的作用，促进淋巴及血液循环，绷带对抗肌肉扩张并将力作用于深部组织（如血管和淋巴系统）的间歇性压力。低弹力绷带可以给扩张的肌肉以较大的抵抗力，扩张的肌肉与绷带相互作用，产生较高的工作压力。工作压力只有在肌肉活动时才短暂产生，大小由肌肉收缩时肌肉量增加的多少决定。工作压力对于肌肉泵来说有着重要的意义，在肌肉放松时，脉管系统得到充盈，然后再由工作压将之挤压出去。

（2）静息压：休息时，肌肉放松，绷带的回复力作用于组织产生的持久性压力。静息压首先影响的是浅表脉管系统。静息压也叫作接触性的压力，不同于暂时性的工作压，静息压的持续性压力阻碍了浅表血管的再充满，它是持续性且可测量的。

（二）弹力袖套 / 手套 / 袜套的使用方法

弹力袖套 / 手套 / 袜套适用于淋巴水肿的预防或水肿初期（可自行消退的 I 期淋巴水肿），肢体周径差小于 3cm，皮肤质软，周径较恒定的患者，其使用较弹力绷带更便捷，对患者外观影响及活动影响更小，患者更容易接受。但应注意预防型的弹力产品可以推后淋巴水肿的发生时间、减轻淋巴水肿发生的程度，但不可以预防淋巴水肿。弹力袖套 / 手套 / 袜套对于中晚期水肿患者，是后续治疗及巩固治疗效果的必要措施，甚至是终身措施。

具体使用方法详见本书第 7 章第四节。

（三）弹力袖套 / 手套 / 袜套的使用注意事项

1. 压力级别的选择　压力等级与压力产品和皮肤表面的压缩值有关，以毫米汞柱（mmHg）为单位进行测量。目前，国际还没有针对不同压力级别压缩值进行统一。从身体远心端到近心端的压力梯度是压力产品保障治疗效果必要条件。国际应用较广的有德国标准与美国标准，我国现行使用的是德国标准，见表 5-3。

表 5-3　压力级别值表

压力级别	德国（mmHg）	美国（mmHg）	适用部位
1 级	18 ～ 21	20 ～ 30	上下肢
2 级	23 ～ 32	30 ～ 40	上下肢
3 级	34 ～ 46	40 ～ 50	上下肢
4 级	＞ 49	＝ 60	下肢

☆☆☆☆

通常，1～3级压力适合治疗不同严重程度、不同分期的上肢淋巴水肿。对于下肢，通常选用＞30mmHg的压力治疗淋巴水肿，而30mmHg以下用于静脉性水肿的治疗。所以2级压力适合治疗静脉性水肿，3级压力适合淋巴水肿肢体，晚期的淋巴水肿可选用4级压力的弹力袜。预防应选择2/3级压力的弹力产品（上肢2级、下肢3级）。

2. 选择合适的产品大小　定制是弹力产品最优方案，但国内目前以成品为主。不同厂家的弹力产品大小型号不同，须在佩戴前测量患者肢体周径，为其选择最合适的产品以确保治疗或巩固效果，且不会造成局部肿胀加剧、皮肤损伤、循环障碍、疼痛不适等。

选择弹力产品测量肢体周径的方法与平时进行病情评估测量方法有所不同。前者需要将软尺环绕肢体一周后，轻轻提拉抽紧2次，模拟弹力织物在肢体施压的效果，以患者能够承受的舒适的松紧度为准；后者需要保证软尺刚好平贴于皮肤环绕一周为准。

通用产品常见的测量点位如下：上肢周径测量位点包括虎口处、腕横纹近心端5cm处、肘横纹远心端10cm处、肘横纹近心端10cm处；下肢周径测量位点包括足踝最细部、小腿最粗处、腹股沟下5cm。

若患者因为肢体过长、肢体局部过粗或过细导致没有合适的成品，可根据需要选择定制，定制产品的测量点位较成品更为精准复杂，需要严格按照产品要求由专业治疗师或厂家提供测量服务。定制产品造价更高，应在指导购买前与患者做好沟通，若患者不愿意选择定制产品，成品又没有合适的型号，多层低弹力绷带包扎是可代替的选择。

3. 选择合适的产品款式　根据水肿的范围，选择不同类型的弹力产品。上肢患者可以选择半掌袖套，手部有水肿者建议选择及腕袖套＋手套，不建议单独使用及腕袖套。下肢患者根据水肿部位可以选择单侧下肢或双侧下肢，如果臀部或外阴部也有水肿则需穿戴单侧或双侧连裤袜。

4. 选择合适的弹力类别　低弹织物弹性相对较低，因此具有较高的工作压力和较低的静息压力，特别适用于治疗淋巴水肿。高弹织物弹性较高，因此具有高的静息力和低的工作压力，适用于治疗腿部静脉溃疡。

另外根据编织方法分类，弹力产品分为即圆筒针织（圆织）和平面针织（平织）。圆织特别适合于制造支持袜、预防用袜以及普通1～3级弹力袜。无缝圆织弹力袜会更薄、更美观与舒适。平织弹力产品特别适用于定制产品，因为可以产生精确的压力水平和压力梯度，即便是特殊的体型也适用。然而，相比圆织产品，制作平织弹力产品更加费时、花费更大、更加轻薄，且只有一个缝。预防用弹力产品应该选择高弹、圆织。圆织弹力产品和平织弹力产品的比较见表5-4。

表 5-4　圆织弹力产品和平织弹力产品的比较

性质 / 适用性	圆织弹力产品	平织弹力产品
接缝	无	有
外观	美观	一般
材质	细、薄	厚、粗
密度	小	大
压力稳定性	一般	好
生产成本	一般	高
临床用途	静脉性水肿	淋巴水肿
缓解治疗时	可用	可用

（四）弹力产品的穿戴注意事项

1. 选择弹力产品之前必须咨询专业淋巴水肿治疗师，弹力产品只允许在专业人员的指导下购买和佩戴，不能随意在网络等途径自行购买，避免出现产品类型、型号、款式选择不当导致治疗效果不佳甚至产生副作用。

2. 若穿戴弹力产品后出现疼痛、皮疹、皮肤损伤等，应立刻脱下弹力产品，并联系淋巴水肿治疗师。

3. 可以使用产品中配套的"穿袜神奇"辅助穿戴，并保证穿戴前皮肤清爽不潮湿。

4. 穿戴弹力产品时务必将指甲修短磨平，取下首饰。穿着时需小心将手指滑入袜子里，避免伤害针织面料。一小段一小段地提拉，最后可以用手掌向上抚推，直到弹力产品上没有褶皱。

5. 天热易出汗长痱子，可以在佩戴前涂抹婴儿痱子水，待痱子水完全吸收后再进行穿戴。硅胶防滑点易造成敏感肌过敏，可以将防滑的硅胶点向外翻折，或者在局部皮肤涂抹抗过敏药物，建议选择非激素类抗过敏药物。但药膏、皮肤保湿产品及其他环境因素，都可能影响弹力袜的耐穿性和医疗功效，应当待其完全吸收后再穿戴弹力产品。

6. 高弹产品静息压过高，长时间休息时穿戴不安全，易影响血液与淋巴循环。

7. 可以在弹力产品外佩戴宽松的手套或袜子，保护弹力产品使其不易污损。做家务或下雨天可穿戴长筒的防水手套或鞋套避免弹力产品浸湿。

（五）弹力产品的维护与保养

1. 国际上推荐的淋巴水肿专用弹力产品绝不等同于普通弹力产品，特别是不能与静脉弹力产品混为一谈。它不仅在编织方法上采用完全不同的平织原理，且内含银离子，能起到预防感染、保护皮肤等作用。如果清洗和保养不当，不仅影响了压力治疗效果，也导致弹力产品使用寿命的缩短。因此，弹力产品的正确保养和更换非常重要。

★☆☆☆

2. 正确使用及维护弹力产品，可使其在连续使用的状态下至少维持半年到一年的有效性。因此，当弹力产品出现弹力较前大幅度降低、破损、使用时间超过半年或一年应当及时更换。另外，当肢体周径变化较大，或自己感觉弹力袖套/手套/袜套穿戴过松或过紧时，都应及时更换。

3. 注意不可用碱性肥皂或其他刺激性洗液清洗弹力产品，宜选用温和的、不含荧光增白剂或织物软化剂的洗涤剂，如沐浴露、洗头膏等。常温水或温水（建议不超过40℃）轻柔手洗。不可用力搓、刷、拧以免破坏弹性纤维。不建议干洗，机洗只可单独放在洗衣袋内用滚筒洗衣机的轻柔模式清洗。

4. 清洗完毕后宜放在通风处晾干，也可使用滚筒烘干机的轻柔模式烘干。避免暴晒或放在暖气上、烤火炉上烘干或熨斗熨烫。宜使用晾衣网平摊晾干，不宜吊晾以免减少弹力。清洗后应将压力产品整理平整、成型。

三、功能锻炼

在预防性功能锻炼的基础上，对患肢进行有针对性的抗阻训练是预防及促进淋巴水肿康复的必要手段。

另外系统地对患处进行全关节活动、拉伸是患者容易接受的功能锻炼方式。

（一）上肢淋巴水肿功能锻炼操

1. **深呼吸** 放松身心，进行腹式呼吸。吸气时，将手放于脐部，用鼻子缓慢深吸气使腹部膨胀，尽量将手顶起来。呼气时，收缩口唇，像吹蜡烛那样缓慢吐气，腹部收缩，可用手配合按压腹部。每次8～10次，每天可进行2～3组。腹式呼吸有益于内脏深部淋巴循环。

2. **绕肩运动** 采取站姿或坐姿，缓慢从后向前做绕肩动作5次，再大幅度地从后向前做绕肩动作。这个动作可以帮助放松肩部和肩胛骨周围的肌肉，缓解肩颈疼痛和僵硬感。通过绕肩动作，可以促进肩颈部位的血液循环，提高身体的灵活性和舒适度。

3. **伸指、握拳** 将手掌张开，尽量伸直每一根手指，停留5～10s后，尽力握拳，停留5～10s。该动作可以促进手指和手腕的血液循环。伸展手指可以放松手指和手腕的肌肉，增加手指和手腕的灵活性和柔软度。握拳运动可以促进血液循环，加强手指和手腕的力量和耐力。

4. **翻腕运动** 将手臂伸直前平举，与地面保持平行，向下屈曲手腕5～10s后，再向上屈曲腕部5～10s。该动作可以帮助放松手腕部位的肌肉，缓解手腕疼痛和僵硬感，促进手腕部位的血液循环，提高手腕的灵活性和舒适度。

5. **屈肘运动** 取站立姿势，双手自然下垂，上臂贴合躯干两侧，中指贴于双侧裤缝。缓慢抬起前臂做屈肘动作，但注意保持上臂贴合躯干。屈肘时，感受到弹力产品对肢体的挤压，但不应使皮肤被挤压到疼痛，避免过度挤压导致皮肤及浅表淋巴管受损。屈肘停留 5 ~ 10s 后将手臂伸展并缓慢放下，回到双手自然下垂的动作。该动作可以帮助放松肘部和上臂的肌肉，缓解肩肘疼痛和僵硬感，促进肘部和上臂部位的血液循环，提高肩肘的灵活性和舒适度。

6. 屈肘上举　在屈肘运动的基础上，增加上肢上举的动作。即在屈肘后，继续向上举起手臂超过头顶，尽量保持左右两边高度、方向一致，保持 5 ~ 10s 后缓慢放下，回到双手自然下垂的动作。该动作可以帮助放松肩部和上臂的肌肉，提高肩臂的力量和耐力促进肩部和上臂部位的血液循环，提高肩臂的灵活性和舒适度。

7. 直臂上举　取站立姿势，双手自然下垂，上臂贴合躯干两侧，将双手掌紧贴大腿外侧，缓慢从身体两侧出发平举与地面保持平行，翻转手心向上，继续从身体两侧出发向上举至头顶，尽量保持左右两边高度、方向一致，保持 5 ~ 10s 后缓慢由原路返回，当双手臂回到侧平举时，将向上的掌心翻转向下，再将双臂缓慢回归至大腿两侧。该动作可以帮助放松躯干和髋部的肌肉，提高身体的平衡性和稳定性。

8. 频次　以上每个动作重复 10 次，2 ~ 3 组 / 天，逐渐增加至每个动作重复 20 次，2 ~ 3 组 / 天。

9. 上肢其他基础功能锻炼　患肢主动运动（如患侧上肢主动触摸健侧肩膀、耳朵）、手臂抗阻运动（面对墙壁，足尖离墙约 15cm，屈肘，双手掌贴墙面，做推墙运动）、扩胸抗阻运动（双手借助弹力带，双臂侧平举，用适当阻力做双上肢扩胸运动）、唱歌（呼吸锻炼的好方法）、拉伸练习（上肢上举摸头顶、对侧耳朵，拉伸胸肌与斜方肌）等都有助于淋巴回流，促进上肢康复。上肢功能锻炼见视频 5-4。

视频 5-4　上肢功能锻炼

（二）下肢淋巴水肿功能锻炼操

1. 深呼吸　同上肢。

2. 绕踝运动　顺时针旋转足踝 5 次，再逆时针旋转足踝 5 次。逆时针旋转可以与顺时针旋转起到对称的效果，从而更好地放松足踝周围的肌肉。在旋转的过程中，需要确保足踝的弯曲和伸展达到患者可以忍受的最大限度。该动作可帮助放松足踝周围的肌肉，提高血液循环，缓解局部淋巴水肿症状。

3. 踮足尖　取坐姿，保证大腿与地面基本平行，小腿与地面垂直，足尖着地，抬起足后跟，保持 5 ~ 10s。该动作可以帮助拉伸小腿的肌肉，提高血液循环，缓解淋巴水肿的症状。

4. 膝关节伸直运动　坐姿，保证大腿与地面基本平行，小腿与地面垂直，确保膝关节保持稳定不动，然后缓缓抬起小腿，伸直膝关节，停留 5 ~ 10s 后还原，回到屈膝状态。在这个过程中，可以感受到大腿肌肉的紧绷和拉伸，增强

★ ☆ ☆ ☆

大腿肌肉的力量和耐力，同时提高身体的协调性、平衡性和稳定性。

5. **高抬腿踏步**　站姿，做缓慢的原地踏步。在踏步的过程中，尽量将大腿与地面平行，但绑上绷带后活动幅度会受影响，只需做到患者自己的最大程度即可。注意将足后跟先着地，然后再将足尖抬起，这样可以有效地锻炼下肢肌肉，提高血液循环。

6. **站姿屈膝**　取站姿，面向支撑物，小腿向后方抬高、屈膝，停留 5 ～ 10s 后缓慢放下，注意避免过度弯曲导致弹力绷带挤伤褶皱处皮肤。

7. **徒手深蹲**　站姿，手握扶手，双足分开与肩同宽，足尖向前，膝盖朝向足尖方向，臀部向后向下进行半蹲动作。在半蹲的过程中，膝盖不超过足尖，将身体重心放在臀部和大腿上，这样可以有效地锻炼下肢肌肉，提高血液循环。注意保持平衡，避免摔倒。

8. **频次**　起初每个动作重复练习 10 次，2 ～ 3 组 / 天，根据恢复效果逐渐增加到 20 次，2 ～ 3 组 / 天。

9. 下肢其他基础功能锻炼：膝胸运动（和缓地将单侧或双侧大腿压向腹部，或抱膝有节律地向胸腹部按压）、凯格尔运动（缩肛运动）、臀桥（仰卧位，双下肢屈膝，双足与肩同宽，小腿与地面垂直，双手自然放于身体两侧，掌心向下。抬高臀部，使肩、髋、膝位于一条直线，停留 5 ～ 10s 后缓慢放下）、空中踏车、散步、缓慢爬楼梯、平地骑自行车、游泳等。注意正常走路形态，不要受腿部水肿影响而跛行。下肢功能锻炼见视频 5-5。

视频 5-5　下肢功能锻炼

（三）头颈部淋巴水肿功能锻炼操

1. **深呼吸**　同上肢。

2. **颈部旋转**　首先面朝前方，保持颈部处于舒适自然的中立位。接下来，将颈部分别缓慢地向左、向右旋转，每次尽量向左或右旋转到最大程度，停留 5 ～ 10s 后，回到中立位，再向对侧旋转。旋转过程中，可用手在对侧面部施加压力，增加颈部拉伸感。该动作可帮助放松颈部肌肉，提高血液循环，缓解局部淋巴水肿症状。

3. **颈部侧弯**　首先面朝前方，保持颈部处于舒适自然的中立位。接下来，将头分别缓慢向左或右歪，尽量让耳朵贴近肩膀，停留 5 ～ 10s 后，回到中立位，再向对侧歪头。旋转过程中，可用手在对侧头部施加压力，增加颈部拉伸感。

4. **点头仰头**　首先面朝前方，保持颈部处于舒适自然的中立位。接下来，将头分别缓慢向前或后运动。点头时，尽量将下颌贴近胸口，保持 5 ～ 10s 后回到中立位，再向后仰到最大限度，回归中立位。

5. **收卷下颌**　首先面朝前方，保持颈部处于舒适自然的中立位。接下来，用下颌向前向上带动颈部拉伸，再向下向后收回做双下颌状，即以下颌为支点带动颈部在前方画圈。

6. 耸肩　首先面朝前方，保持颈部处于舒适自然的中立位。接下来，耸肩至耳朵，再回到起始位。

7. 绕肩　同上肢。

8. 头颈部其他基础功能锻炼　张口锻炼、叩齿运动（张合嘴巴叩击牙齿）、鼓腮、吹气球、伸舌运动、皱眉、微笑、噘嘴、朗读等均可锻炼头面部肌肉，促进血液与淋巴循环。头颈部功能锻炼见视频 5-6。

视频 5-6　头颈部功能锻炼

四、定期随访

定期对淋巴水肿患者进行随访，了解水肿发生发展情况，自我干预能力等，及时给予患者针对性指导。

第四节　淋巴水肿的筛查方法

一、筛查量表的选择与使用

常用淋巴水肿筛查量表有如下 5 个。

1. 中华护理学会“乳腺癌术后淋巴水肿的预防和护理”团体标准　见表 5-5。

表 5-5　乳腺癌术后淋巴水肿风险筛查表

项目	变量	评分	得分
肿瘤部位	内下象限	1	
	内上象限	1	
	乳晕区	2	
	外下象限	1	
	外上象限	4	
手术切口类型	横切口	1	
	纵切口	4	
	斜切口	2	
腋窝淋巴结清扫级别	Ⅰ级别	1	
	Ⅱ级别	2	
	Ⅲ级别	4	

☆ ☆ ☆ ☆

续表

项目	变量		评分	得分
放疗	没有放疗		1	
	放疗乳腺/胸壁		3	
	放疗淋巴结区域		5	
预防行为	重视患肢或胸部水肿	是	1	
		否	3	
	避免患肢剧烈运动	是	1	
		否	3	
	避免患肢损伤	是	1	
		否	3	

注：总分≥13分为高风险

护理措施：

基础预防措施：□识别早期症状 □患肢保护 □皮肤护理 □功能锻炼 □良好生活方式

特殊预防措施：□早期手法淋巴引流（MLD）□患者自我淋巴引流（SLD）□佩戴弹力袖套 □指导抗阻运动 □定期随访

2. **乳腺癌相关淋巴水肿问卷**（lymphedema and breast cancer questionnaire, LBCQ） 是 Armer 等在 2002 年设计的，可用于评估乳腺癌相关淋巴水肿的指征、发生频率、症状管理措施。LBCO 包括 19 条症状，主要从两个方面（现在是否存在、过去一年是否存在）进行评估。此问卷的内部一致性系数为 0.785，重测信度为 0.98。症状评估可充分考虑患者的主观感受通过症状的详细分析可以在肿胀被测量出来之前，捕捉到水肿存在的早期信号，有利于淋巴水肿的早期发现和干预。

3. **妇科恶性肿瘤淋巴水肿问卷**（gynecologic cancer lymphedema question-naire, GCLQ） 最早由 Lockwood 等在 LBCO 基础上修订而成，后由 Carter 等进一步完善。此问卷评估患者过去 4 周的症状，共 20 个条目，所有问题均用"是"或"否"作答，回答"是"得 1 分，"否"得 0 分。GCLQ 具有较好的灵敏度及特异度，且易于理解，被广泛应用到妇科恶性肿瘤治疗后下肢淋巴水肿的评估和诊断中。

4. **下肢淋巴水肿指数**（lower extremity lymphedema index, LEL index） 可以评估下肢淋巴水肿。首先，测量足背、外踝、髌骨上缘及其上下 10cm，共 5 处的周径，记为 C1、C2、C3、C4、C5。然后，用周径的平方和除以患者的 BMI 即为下淋巴水肿指数。计算公式为 LEL index= $(C1^2+C2^2+C3^2+C4^2+C5^2)$ /BMI。

☆ ☆ ☆ ☆

LELindex 与 Campisis 淋巴水肿临床分期系统的对应关系为：

LELindex < 250，对应于 Campisis 淋巴水肿临床分期系统的 Ⅰ 期。

LELindex 在 250 ~ 299，对应于 Campisis 淋巴水肿临床分期系统的 Ⅱ 期。

LELindex 在 300 ~ 350，对应于 Campisis 淋巴水肿临床分期系统的 Ⅲ 期。

LELindex > 350，对应于 Campisis 淋巴水肿临床分期系统的 Ⅳ 期。

5. 主观症状法主要包括头颈淋巴水肿症状强度和困扰调查量表 (lymphedema symptom intensity and distress survey-head and neck，LSIDS-H&N) 是专门测量头颈部肿瘤患者淋巴水肿症状以及水肿相关心理抑郁程度的量表，是目前针对头颈部淋巴水肿唯一的患者自评量表，包括 64 个症状及心理相关条目，主要由 6 个板块组成：感觉改变症状颈肩肌肉骨骼 / 皮肤症状、头部和颈部特异性功能改变、心理社会症状全身症状和部位特异性肿胀。该量表反映了以患者为主体的水肿相关生理和心理问题。

二、筛查后的处理

根据量表得出的风险等级给予不同的指导与随访。例如乳腺癌术后淋巴水肿风险筛查表，高风险患者在基础护理措施上增加特殊护理措施，进行相关健康指导。低风险患者以基础护理为主，进行相关健康指导。首次评估于术后，在出院之前完成。复评时机是术后 1 个月、3 个月、6 个月，可同时合并乳腺癌术后症状筛查表一起评估。

第 6 章
淋巴水肿的治疗

淋巴水肿是淋巴系统的一种慢性疾病。正确、合理的治疗对淋巴水肿的预后十分重要。淋巴水肿的治疗分为手术治疗和非手术治疗（保守）两类，究竟采用何种治疗手段，是单一的治疗还是手术和非手术相结合应视每个患者的具体病情来决定。

第一节 国内外治疗发展现状

一、淋巴水肿治疗发展起源

淋巴循环系统与血液循环系统虽然差不多在同一时期被发现，但是人们对淋巴系统的了解远远落后于血液循环系统。由于现代医学对于淋巴系统的胚胎发育和生理功能了解得很不够，对淋巴循环障碍疾病的病理生理及发生后的转归也知之甚少，淋巴水肿的治疗一直难有突破。早期的外周淋巴水肿主要是采用外科治疗。最早是 1908 年 Handley 用丝线埋藏于皮下以引流淋巴液，效果不好；后又在深筋膜开窗，用细塑胶管，硅胶管埋藏于皮下，这些管道最终均被瘢痕所包围，无法起引流作用，也无法消肿。由于引流手术无法成功，人们便考虑将水肿增生明显的病例做病变组织大块切除，切除后的创面采用游离皮片移植于深筋膜上（Charle's 术），希望减少肢体体积，但术后肢体瘢痕多，较硬，容易溃破渗液。1967 年 Goldsmith 用带蒂的大网膜从腹部切口引至四肢移植于皮下，虽能改善 60% 患者的情况，但术后并发症不少，甚至引起肠梗阻等，故亦难收到良好的效果。还有用烘烤疗法，虽有一定疗效，但疗程长，要定期接受治疗，以巩固疗效。自从显微外科技术开展以来，小血管吻合术有了重大的突破，但在 20 世纪 60 年代显微淋巴外科进展甚微。进入 20 世纪 70 年代以后，小血管外科开始蓬勃发展，吻合血管的组织移植积累了不少经验。小神经显微外科和小管道显微外科也都发展起来。20 世纪七八十年代显微淋巴旁路手术如淋巴管 - 静脉吻合曾经被用于治疗各类原发性和继发性淋巴水肿，包括中晚期的患者，近年来其适应证的掌握趋于严格。重建淋巴回流通道的手术有淋巴管移植和淋巴结移植。自体淋巴管移植已经显示超过 10 年的通畅率。带血供的淋巴结移植手术被用于预防和治疗肢体淋巴水肿，但是长期疗效还有待随访。总的说来，由于缺少先进的、分辨率高的影像检查手段，早期的外科手术治疗大都带有盲目性，难以严格规范适应证。在非手术治疗方面，由丹麦著名医生 Dr. Emil Vodder 于 1932 年在法国巴黎首创手法淋巴引流技术（MLD），最初用于治疗淋巴结肿大。1972 年在奥地利建立第一所专业 MLD 培训学校，20 世纪 70 年代在北美医界风行，80 年代德国夫妇医生 Foeldi 将此项技术加以改良和发展，增加了弹力绷带包扎、皮肤护理和功能锻炼等辅助治疗，形成了目前被广泛接受的综合消肿治疗（complete decongestive therapy，CDT）。我国张涤生院士在 20 世纪六七十年代发明最著名的淋巴水肿非手术治疗远红外热疗，又称烘绑治疗，在上海第九人民医院沿用至今。

二、国外淋巴水肿治疗发展现状

临床上淋巴水肿仍难以彻底治愈。治疗上，目前虽有针对疾病不同阶段的多种治疗手段，其中不乏具有良好效果者，但总体而言仍难以从根本上解决问题；而对于淋巴水肿治疗方式的相关文献报道中，也仍缺乏大样本、多中心的高强度研究及长期、多对照组的跟踪报道，导致目前国际上对于部分治疗手段及术式的远期结局存在分歧。近年来，通过对医学显微技术的不断发展，对淋巴水肿病因、淋巴系统的解剖及生理功能的不断深入了解和重新认识，对于淋巴水肿类疾病的治疗手段、手术术式也在逐渐更新和改良。早期轻度淋巴水肿多以多学科结合的 CDT 疗法作为初始治疗，若初始治疗无效，则需考虑手术治疗，且需严格把握手术的适应证，避免并发症、后遗症的发生，并辅助以空气波压力治疗及适量康复运动。面对不同患者应制订与其实际情况相统一的个性化治疗方案，从而提高患者远期的生存、生活质量。

三、国内淋巴水肿治疗发展现状

目前淋巴水肿尚不能根治，需长期的甚至是终生的维护和呵护。曾经继发性淋巴水肿主要患者群为丝虫性淋巴水肿，在我国本土已经多年没有新发病例。然而随着我国恶性肿瘤发病率和发病人数的不断攀升，肿瘤相关性淋巴水肿已经成为继发性淋巴水肿的主要病因。相对于庞大的病患人数，我国的淋巴水肿的专业医疗人员短缺，淋巴水肿的专业知识也不够普及。在治疗方面烘绑治疗和中医治疗是具有中国特色的治疗方式。烘绑治疗又称远红外热疗，是张涤生院士在 20 世纪六七十年代发明的，在上海第九人民医院沿用至今。这项采用特制的远红外治疗仪结合弹力绷带包扎治疗肢体淋巴水肿的技术，最大优点是在

☆ ☆ ☆ ☆

减轻水肿的同时显著降低丹毒等皮肤感染并发症的发生率。在同一时期，以手法淋巴引流为主的综合消肿治疗（CDT）在国际上逐渐得到推广，是当前应用最广、疗效最为肯定的外周淋巴水肿治疗手段。上海第九人民医院于 2007 年在国内最先引进此项技术，近 10 年来 CDT 治疗已逐步推广到我国大多数省份。由于我国淋巴水肿的专业医疗人员短缺，开展 CDT 治疗技术的医疗机构较少，药物治疗是众多患者无奈的选择。临床实践显示 CDT 配合药物治疗效果更佳。中医治疗可发挥多途径、多环节优势，副作用少，可有效缓解症状。但目前的临床研究多以名家经验为依据，缺乏对淋巴水肿的病因和治疗作用机制的深入研究，并受各种条件限制，大多数中医院肿瘤患者少，阻碍了科研病例的积累和研究的进展。

第二节　淋巴水肿的治疗方法

淋巴水肿的治疗目标为延缓疾病进展、减少患肢肿胀及恢复淋巴回流功能。治疗总体上可分为非手术治疗（保守治疗）和手术治疗。治疗淋巴水肿的外科手术已经进行了一个多世纪，随着医疗技术和显微外科技术的进步，人们越来越多地讨论外科手术治疗在作为一部分淋巴水肿患者的替代或附加治疗方案中的作用。最新研究表明，治疗淋巴水肿的外科手术对一些患者有益。然而人们普遍认为外科手术并不能免除患者对非手术治疗的需要，并认为外科手术应作为非手术治疗方案的辅助手段。欧洲仅 5% 的淋巴水肿患者选择手术治疗。手术治疗适用于非手术治疗失败或者非手术治疗措施所取得疗效不能维持。其他可能考虑手术的情况是肢体重量导致相当严重的功能障碍和美容畸形，以及淋巴水肿相关炎症频繁发作的情况。确定是否采取手术治疗淋巴水肿的关键是权衡特定外科手术潜在益处与其相关的风险，其他考虑因素应包括患者的个人医疗需求和目标以及手术团队的医疗专业知识。

所有手术的目标都是减小受淋巴水肿影响的部位体积，以促进非手术治疗、改善功能，预防或消除淋巴水肿相关并发症。文献指出，在确定患者最有可能从外科手术中受益后，将手术作为综合治疗方法的一部分进行，加上术前和术后保守的淋巴水肿治疗，将能获得最佳效果。

一般而言，手术方法可分为切除技术、重建技术和组织转移。切除技术减少病变肢体容量，清除过多组织和淋巴液的堆积。切除技术可清除受淋巴水肿影响的组织，并可进一步细分为减负荷手术和吸脂术。重建技术包括用显微手术改善或恢复淋巴通道已经受损或丢失区域的淋巴流动。目的是利于两个淋巴管之间的连接（淋巴管 - 淋巴管吻合），利用淋巴管和静脉之间的连接（淋巴管 - 静脉吻合）或利用静脉作为移植物建立与其他淋巴管的连接（淋巴管 - 静脉 -

淋巴管吻合），创造出一个旁路使淋巴液越过受伤的淋巴组织或在其周围流动。组织转移涉及显微手术移植含有淋巴结和相关淋巴管及其血管的软组织，从健康的未受影响的供位点采集并转移至有损伤或缺失的淋巴组织的区域（血管化淋巴结移植术）。重建技术手术应该严格掌握适应证，早期凹陷性水肿为最佳手术期，或者在 CDT 无效时考虑。手术治疗前需做淋巴系统影像学检查，了解淋巴管的功能，排除静脉系统的疾病。手术医生需接受过显微外科手术训练并知晓淋巴系统影像学检查技术。良好的治疗效果取决于适应证的选择，淋巴管的结构和功能是否已经受损，主张在淋巴水肿的早期手术。有许多文献报道了淋巴静脉吻合术治疗对淋巴水肿的有效性，但在某些患者中，由于其淋巴水肿功能已经严重受损，淋巴管吻合术并不能成功缓解患者的症状。当淋巴水肿进展到晚期，最有效的外科治疗是减少病变肢体容量的手术。按照国际淋巴水肿协会的推荐，综合消肿疗法为治疗淋巴水肿的标准方法。该方法周期长，对患者依从性要求高。研究表明，停止综合消肿疗法后淋巴水肿病情可能复发。手术治疗是综合消肿疗法治疗效果不理想时的替代选择。

一、手术治疗

（一）减负荷手术

减负荷手术适用于Ⅳ期淋巴水肿的患者。切除病变组织的同时将表皮游离移植覆盖创面。1912 年，Sir Richard Henry Havelock Charles 首次描述了"Charles Procedure"来治疗阴囊象皮肿。经过多年的演变，Charles 手术方式陆陆续续出现许多改进，这些改良的手术明显地改善了患肢的皮肤清洁卫生、降低了患肢发生蜂窝织炎及败血症的风险，使患者术后患肢穿戴医用性弹力绷带更加方便。缺点是皮下淋巴管与组织一起被移除或消除，严重干扰了以后通过非手术治疗来治疗淋巴水肿的任何尝试；手术也不能阻止淋巴液再聚集，也不能改善受损淋巴系统功能。术后的结果非常损毁患者形象，并且出现一连串的并发症包括瘢痕增生、皮肤坏死、慢性伤口、溃疡、淋巴漏和慢性溃疡基础上发生鳞状细胞癌等恶变。幸运的是现如今这些侵入性手术很少用，仅用于少数非常极端的淋巴淤滞象皮病，其增厚、下垂的组织和反复的感染可能证明使用这种方法的合理性。其他适应证可能包括在选定的淋巴水肿病例中进行局部减负荷手术以除去多余的皮肤皱褶，目的是在成功 CDT 后改善肢体充血消除后的外观问题。严重的淋巴水肿患者，肢体体积增加很大，在接受 CDT 治疗后，皮肤无法恢复到之前水平，会采取手术的方式切除多余的皮肤，恢复患者正常的肢体形态。

（二）脂肪抽吸

脂肪抽吸适合较晚期组织增生显著者，有助于治疗 CDT 无法消除的脂肪沉积。脂肪抽吸是通过淋巴水肿部位上的多个切口，多次插入真空管，通过负压真空来移除皮下脂肪组织。脂肪抽吸术在治疗淋巴水肿方面与美容外科塑身吸脂不同，淋巴水肿吸脂术后需长期用弹力绷带包扎。目前脂肪抽吸是治疗淋巴水肿最常用的切除手术。脂肪抽吸术的风险有出血、感染和皮肤感觉异常。对于严重、重度淋巴水肿患者的治疗而言，许多研究报道均将脂肪抽吸术与终身穿戴弹力绷带两种治疗方法相结合，结果显示能明显且稳固地减少这类患者的患肢体积。淋巴管-静脉吻合与脂肪抽吸结合的手术疗效以及对压力治疗的依赖性尚有待观察。

（三）淋巴管重建术

淋巴管重建术旨在提高淋巴液返回到血液循环的速度。其技术包括将含有功能的淋巴管、淋巴结或身体其他部位的静脉自体移植到有淋巴水肿的部位，并将淋巴管和淋巴结直接连接到邻近的静脉。

1. 淋巴管-静脉吻合术　适合分期为Ⅰ期和Ⅱ期淋巴水肿的患者。早期报道采用深部较粗大淋巴管静脉吻合术有不错的临床效果。随着手术显微镜的改良，显微器械及显微缝线的改进，以及荧光淋巴显影技术的完善，应用超显微技术对四肢表浅淋巴管静脉进行吻合显示出较好的临床效果。淋巴管-静脉吻合术是一种显微外科手术，是将淋巴管和静脉端端吻合或端侧吻合来建立淋巴液直接进入静脉系统的一种直观的操作。由于静脉与淋巴管之间存在压力差，需要选择有功能的淋巴管和没有反流的静脉进行吻合，减少或避免吻合口反流或堵塞。

2. 淋巴结或淋巴结复合组织移植　适合Ⅱ期和Ⅱ期以上患者。这项技术可从健康的供区，例如腹股沟区、颏下、锁骨上和腹腔网膜获取淋巴结并移植到淋巴水肿肢体，腹股沟区浅淋巴结复合组织瓣应用最多。以旋髂浅动静脉为蒂的腹股沟区浅淋巴结复合组织瓣，可以单独吻合血管游离移植至腋窝，也可以和腹部皮瓣同时移植至胸部同期再造乳房并修复腋窝，治疗上肢阻塞性淋巴水肿，术后患肢淋巴回流可恢复通畅。为预防供区发生淋巴回流障碍，在切取时以腹股沟韧带中点为轴心作象限图，只允许切取外上象限（旋髂浅动静脉为蒂）和内上象限（腹壁浅动静脉为蒂）淋巴结，禁止损伤内下象限、外下象限淋巴组织。

3. 自体淋巴管/静脉血管移植术　需要两个步骤完成，首先要从供区获取健康的淋巴管/静脉血管然后再移植到患侧。由于健康的淋巴管/静脉血管供体数量有限、对显微外科手术技术的极高要求，并且还有可能发生供区淋巴液阻滞等，这项技术仍有待观察。游离移植富含淋巴管网或含有集合淋巴管的薄皮瓣至淋巴管缺损的水肿区域，也可获得不错的临床效果。带有瓣膜的静脉血管移植到有严重梗阻的淋巴管处，可获得良好的治疗效果。静脉血管的获取相较淋巴管容易，并且静脉的功能相似于淋巴管，这意味着静脉血管也是一个不错的供体选择。

（四）医学组织工程淋巴管移植物

尽管多数研究显示手术治疗淋巴水肿可减少大多数患肢 30%～50% 的体积，但是复发率仍相对较高。传统的外科手术已经证明目前仅能改善 15%～60% 的早期淋巴水肿的积液，因此，除了使用自身淋巴管或自身静脉血管当供体之外，还需要找到理想的淋巴管重建方案。

与此同时，目前改善淋巴回流的最新治疗方法就是开拓新的技术：医学组织工程淋巴管移植物。这项工程必须生产出一个能符合人体自身淋巴管的结构、功能、机械性能及细胞组织的淋巴管移植物。一项具体的研究表明，结合纳米复合聚合物（碳酸盐脲醛）（POSS-PCU）和人类表皮淋巴内皮细胞来开发组织工程淋巴管移植物是具有可行性的。独特的纳米材料具有良好的生物相容性、耐久性、热力学稳定性、抗血栓形成能力和内皮化能力，是传统材料在制作淋巴管结构时不能提供的特性。这个实验同时发现培养的细胞会黏附以及在 POSS-PCU 上生长，形成导管。这一发现无疑在利用纳米材料进行组织工程淋巴管移植物的发明道路上开了一扇门。组织工程淋巴管移植物是一项新的技术研发，成功的移植物需要在结构上、功能上、力学上和细胞组织上能与人体自身的淋巴管契合，同时需要具备持久性、无毒性、抗扭结性、人体相容性、易于消毒、易于缝合以及具有足够的强度等的特性来和人体淋巴管匹配。此外，组织工程淋巴管移植物必须能时刻与机体释放出来的信号相互作用，从而引导淋巴液从身体的远端向近端回流，更好地改善淋巴的网络流动。组织工程淋巴管的研究将对于降低淋巴水肿的发生率，提高更多患者的生活质量具有重要的意义。

二、非手术治疗

淋巴水肿的非手术治疗包括远红外辐射热疗、CDT、空气波压力治疗、药物治疗、中医治疗、饮食等。虽然淋巴水肿仍无法根治，但尽早采用综合非手术治疗，可以控制疾病发展。非手术治疗的主要目标并不是全部消退水肿，而是利用剩余正常的淋巴管和淋巴通路尽可能地消退水肿，使肢体恢复正常或接近正常尺寸，并防止再产生淋巴积液，使患者维持在相对理想的肢体周径水平。Ⅱ、Ⅲ期的淋巴水肿几乎不能达到彻底消肿。

（一）远红外辐射热疗

此项针对肢体淋巴水肿的治疗在中国开展了半个世纪，又被称为"烘绑治疗"。烘绑治疗是上海第九人民医院创新的治疗方式。1964 年张涤生教授第一次设计出了烘绑疗法，后来又陆续发明了远红外烘疗机和微波烘疗机这两种治疗淋巴水肿的仪器。烘绑治疗采用绷带包扎在防治体积增加的同时给予热疗，热疗可以促进蛋白质分解代谢，对水肿治疗有促进作用，特别可以促进纤维化部分的恢复。经治疗后淋巴水肿导致的肢体肿胀均有不同程度的改善，其研究还表明烘绑疗法在抑制丹毒发生上有着突出的效果。自张涤生教授开创烘绑疗法治疗肢体淋巴水肿以来，已治疗患者万余例，优良率达60%以上，被国际淋巴学会认定为淋巴水肿非手术治疗较为有效的方法之一。适用于各类肢体淋巴水肿，尤其是伴有频发感染并发症的慢性淋巴水肿，也适用于特粗下肢患者（腿部周长达90cm）。烘绑疗法治疗淋巴水肿是利用了远红外线的3种生物学效应，即辐射效应、共振效应和热效应。工作时皮肤表面的温度可达治疗所需的39～41℃，微波的穿透力更强，皮下1cm的温度也可达41℃。辐射效应和共振效应达到促进水肿消退的目的，而热效应可以有效减少丹毒发作。其原理是利用远红外线，使患肢皮肤血管扩张，大量出汗，局部组织间隙内的液体汇入血液，改善淋巴循环。临床研究表明皮肤局部增温能够刺激病变组织中免疫细胞，增强其功能。实验证明远红外辐射热疗对肿瘤细胞无增殖刺激作用，此项治疗也适用于恶性肿瘤治疗后5年无复发的患者。

尽管烘绑疗法在治疗慢性淋巴水肿，尤其在控制丹毒发作方面具有十分显著的效果，但是推广应用仍受到一定的限制。有研究发现，有近50%的患者因各种原因无法长期坚持治疗，如部分患者居住地较远、经济情况较差。烘绑疗法最大的不足是在治疗期间及刚结束治疗的短时间内，部分患者的水肿肢体由于受热膨胀，会出现短暂变粗的现象，这可能与局部温度升高使组织液及附近血液中可溶性气体（CO_2、O_2）的溶解度下降和局部血管扩张有关。虽然大量临床病例已证明，肿胀会很快消退，且不影响疗效，但是此缺陷会明显影响疗效评估，并降低患者对于疗效的满意度。除此之外，烘绑疗法的另一个不足之处是受到机器的限制，只能治疗四肢的淋巴水肿。

（二）综合消肿治疗

淋巴水肿综合消肿治疗（CDT），是目前国际公认最有效的非手术治疗方法，被称为淋巴水肿非手术治疗的"金标准"，包括MLD、局部皮肤护理、加压疗法、运动疗法。许多研究证明了CDT这种疗法的有效性。该疗法自20世纪70年代以来在欧洲国家已经很好地应用开来，80年代逐渐进入美国医学界，90年代美国医学院在淋巴水肿治疗培训学校的教学课程中教授，此后该疗法被正式接受。

CDT的核心为手法淋巴引流。手法淋巴引流技术遵循淋巴系统的解剖和生理通路来实施，增加或促进淋巴液和组织间液的回流。1932年丹麦Vodder医生和他的妻子Astrid作为按摩治疗师在法国首创了手法淋巴引流成功治疗淋巴结肿大，并在1936年发表了第一篇手法淋巴引流的文章。1963年德国医生Asdonk首次将手法淋巴引流用于治疗淋巴管疾病，并于1969年在德国成立了第一所徒手淋巴引流学校，聘请Vodder医生和他的妻子Astrid作为老师。随着淋巴系统解剖学和生理学的逐步发展，以及适应证范围的不断扩大，Vodder 的方法逐步加以改良和发展。1976 年 Asdonk 、Kuhnke 和 Foeldi 等成立了德国淋巴学会。这些科学家之间的合作带来了一种新的治疗理念，增加了弹力绷带包扎、皮肤护理和功能锻炼等辅助治疗，形成了目前被广泛接受的 CDT。1981 年 Foeldi 在德国弗赖堡建立了自己的淋巴学和静脉学学校，并在德国、匈牙利等多国建立淋巴水肿治疗医院 / 中心，用于住院收治淋巴水肿患者，为其提供全面的消肿治疗。国际上徒手淋巴引流技术在福迪淋巴学的基础上，被各流派学者进行了改良，因此我们所看到的徒手淋巴引流技术在不同地区存在差异。

　　CDT 遵循淋巴回流的路径采用人工手法按摩进行淋巴引流，将水肿液循深部淋巴系统和邻近的淋巴通路排出，从而减轻和消除水肿，能有效地减小患病肢体的体积，减少丹毒的发作。国外一天 2 次治疗，每次治疗约需 1.5h，20d 为 1 个疗程。而中国为了符合国情，使 CDT 更有可及性，国内也对治疗时间、频次、疗程进行了调整。CDT 治疗包括强化治疗阶段和维持治疗两个阶段。强化治疗阶段为开始治疗水肿至水肿基本消退，包括皮肤护理、MLD、压力治疗、功能锻炼。维持治疗阶段为水肿消退至终身。CDT 治疗由经过正规化培训并取得相应资质的淋巴水肿治疗师来实施，包括手法淋巴引流和低弹力绷带等压力装置的使用。使用压力治疗需要考虑到动脉疾病、静脉炎后综合征或隐匿的内脏肿瘤等禁忌证。一般情况下，患者所承受的最大压力为 20 ～ 60mmHg。弹力绷带疗法指的是在患肢上穿戴一种医用弹力绷带，给予皮肤施加恒定的压力，这种方法常被作为治疗淋巴水肿的辅助手法。优点包括减轻重力的作用、抑制液体渗透到组织间隙以及促进淋巴液回流。弹力绷带的治疗指征就是预防淋巴水肿的发生以及延缓淋巴水肿的进展，因此建议患者每天都需穿戴弹力绷带。欧洲认为单纯 MLD 没有消肿作用，对淋巴水肿的预防没有积极作用，但国内张丽娟等专家通过多项研究证实，MLD 在淋巴水肿的预防和早期淋巴水肿中有确切的临床意义。单独采用淋巴手法引流没有确切的消肿作用，单纯的压力治疗对于 I 期淋巴水肿或许有效，多数情况下建议 MLD 和压力治疗联合使用，才能到达理想的消肿效果。

　　CDT 是目前应用时间最久、适应证最广、疗效最为肯定的非手术治疗手段，儿童和成人身体的大多数部位都适用。适用于肢体、外生殖器以及面部淋巴水肿的治疗，可以治疗各期不同部位的外周淋巴水肿，并且可以和其他治疗相结合。有研究表明，在肿瘤治疗（化疗和放疗）不间断的情况下，CDT 也可以用于缓解肿瘤转移压迫引起的继发性淋巴水肿。治疗过程无创、安全、舒适。普遍认为 CDT 适用于各期淋巴水肿，非手术的综合性理疗唯　的禁忌证就是患肢继发急性感染、深静脉血栓形成、癌症等，以免手法引流将感染源、栓子及癌细胞沿淋巴管扩散至全身。CDT 已被证明是有效的，且具有优异的长期疗效，

☆★☆☆

只要患者适合，CDT 也是无创和安全的，治疗温和，副作用轻微。它显著降低了蜂窝织炎发作的危险因素，并改善或减少了淋巴囊肿、淋巴瘘、淋巴管曲张和真菌感染。在医学发展的现阶段，CDT 治疗虽然不能从根本上治疗淋巴水肿，但它的适应证广，安全并易于推广，被广泛采用。

（三）空气波压力治疗

空气波压力治疗又称为间歇充气加压（intermittent pneumatic compression，IPC）治疗。空气波压力治疗仪是一种具有多腔房、序贯性、可调节的压力梯度泵。空气波压力治疗仪采用不同形式的多腔气囊，通过有顺序地反复充放气，形成了对肢体和组织的循环周期变化的压力，对肢体的远端到近端进行均匀有序地挤压，促进血液和淋巴组织的流动及改善微循环，加速肢体组织液回流，有助于预防血栓的形成，预防肢体水肿，能够直接或间接治疗与血液淋巴循环相关的诸多疾病；同时通过被动均匀的按摩作用，随着血液循环的加速，可以加速血液中代谢物、炎症因子、致痛因子的吸收；可以防止肌肉萎缩，防止肌肉纤维化，加强肢体的含氧量，有助于解决因血液循环障碍引起的疾病（如骨股头坏死等）。主要用于治疗下肢静脉回流障碍、四肢淋巴水肿，也可以用于制动人群（如长期卧床、骨折后、手术后患者）的深静脉血栓预防。

空气波压力治疗仪历史很长，品牌多，设计功能差异很大，价格差异也很大，鱼龙混杂，效果也是参差不齐。治疗淋巴水肿优先选择高级空气压力装置和序贯空气压力装置。选择多腔体，有序贯压力装置的品牌，特别是上身能覆盖胸部和背部，下身能覆盖腹部和臀部的设备，因为只有覆盖近心端的压力服，才可以做预治疗，模拟 MLD 手法引流，效果会更好。空气波压力治疗仪拥有多种治疗模式，各个模式的选择不同，作用也大不相同。治疗淋巴水肿的模式应选择从近端到远端模式，治疗方向和淋巴水肿引流步骤一致；治疗顺序从远端到近端的模式主要适用于治疗血液循环不畅引起的相关疾病。

空气波压力治疗适合哪一期的外周淋巴水肿，目前没有基于大数据基础上的研究和结论。不建议将空气波压力治疗作为一种独立的治疗方式；建议空气压力治疗与常规治疗结合治疗淋巴水肿；提倡在医生的建议和指导下操作，将手法淋巴引流与空气波压力治疗联合使用，并结合压力包扎。空气波压力治疗可用于强化治疗阶段或维持性的家庭治疗，即使患者有条件购置仪器，也应在医生指导下使用。

空气波压力治疗尚缺乏标准化的治疗方案，压力剂量应根据水肿的临床分期、组织纤维化程度及水肿部位而调整，但不宜采用过大的治疗剂量。上肢一般不超过 40mmHg，下肢一般不超过 60mmHg。治疗过程中，建议定期随诊，评估治疗效果和治疗反应，根据评估结果调整治疗模式和疗程。压力水平应该根据患者的耐受度和对治疗的反应进行调整。在使用这些设备时需要仔细指导患者，以及在经过专业设备培训的职业医生的监督下使用。文献表明，对于大多数患者而言，可能 25～60mmHg 的峰值充气压力已经足够。使用空气波压力治疗仪时必须由具有淋巴水肿治疗知识的专业治疗师仔细指导，以确定最佳方案。使用空气波压力治疗仪治疗淋巴水肿仍然是一个引发持续讨论的话题。研究表明，新一代的空气波压力治疗仪作为有效控制淋巴水肿的辅助治疗方式很有潜力，特别是针对受慢性淋巴水肿影响并且获得医疗服务很有限或无法获得的患者，或者是针对 CDT 后无法立刻自我维持治疗以独立控制淋巴水肿的患者。

使用空气波压力治疗仪治疗前应仔细评估患者是否存在空气波压力治疗的禁忌证。空气波压力治疗是通过一定压力的气泵作用于肢体上，促进淋巴液回流入心脏。因此，对于严重的心血管疾病患者，如不受控制的、严重的心力衰竭、缺血性血管疾病或深静脉血栓等应禁止使用。还应注意的是空气波压力治疗除可引起肺毛细血管压力增加，对有心肌水肿和有心脏病的患者是禁止使用的，还有潜在的缺点如疼痛和诱发神经炎，当肢体皮肤出现急性炎症，或存在周围神经病变的患者也应禁止使用空气波压力治疗，防止感染的蔓延和加重神经损伤。

（四）中医治疗

淋巴水肿中医称"无名肿"，属水肿范畴，是体内水液潴留，泛滥肌肤，表现为以头面、眼睑、四肢、腹背甚至全身浮肿为特征的一类病症，根据虚实不同可将其病理性质分为阴水、阳水。阳水属实，多由外感风邪、疮毒、水湿而成，病位在肺、脾。阴水属虚或虚实夹杂，多因饮食劳倦，禀赋不足，久病体虚所致，病位在脾、肾。中医治疗上分为内治法和外治法两大类。其中内治法主要是中药治疗。而外治法则包括推拿手法治疗、穴位贴敷治疗、药艾治疗、火针治疗和熏洗治疗等。随着现代医学的不断发展，对中医的基础理论也在不断地深入探索，中医药在治疗淋巴水肿方面能够多靶点地调控，在多个环节发挥积极治疗作用，拥有广泛的应用和发展前景。

（五）低强度激光疗法

低强度激光疗法（low level laser therapy，LLLT）又称光生物调整治疗（photobiomodulation therapy，PBM），依靠激光通过非热机制刺激组织变化。一项针对头颈部淋巴水肿的研究发现，在完成 CDT 和肿瘤治疗 3～18 个月出现淋巴水肿的患者接受低强度激光治疗后淋巴水肿的严重程度、症状负担、颈部活动范围均有显著改善，表明这种方法可能是治疗淋巴水肿的有效辅助手段。LLLT 装置使用红外激光，可产生特定波长的红外线，能够在不使组织温度升高的情况下深入穿透组织。这些装置作为淋巴水肿的附加治疗选择已被引入美国市场，并于 2006 年被 FDA 批准。尽管 LLLT 在缓解淋巴水肿的某些症状方面表现出一定的有效性，但是这些效果如何实现的确切机制尚不清楚，且针对

☆ ☆ ☆ ☆

LLLT 有效性的证据有限；在证实 LLLT 是一种能够有效辅助治疗淋巴水肿的方式之前，仍需要进行更多的研究。

（六）VEGF-C 疗法

VEGF-C 疗法是淋巴管生成的关键调节剂，并且通过血管内皮生长因子受体 3（VEGFR-3）信号转导，调节淋巴内皮细胞分化、抑制其凋亡、促进淋巴管生成。VEGF-C/VEGFR-3 途径是淋巴管生成最为关键的途径。事实上，临床也发现了 VEGFR3 的杂合突变，这是导致 Milroy 病（为常染色体显性遗传原发性淋巴水肿）的原因。外源性 VEGF-C 在淋巴损伤动物模型中具有改善淋巴功能的潜力。研究表明，在各种原发性或继发性淋巴水肿动物模型中，局部递送 VEGF-C 或使用腺病毒载体进行基因治疗，可显著增加淋巴管生成并减少肿胀。VEGF-C 疗法或可以治疗手术切除淋巴结后出现的淋巴水肿并重建淋巴系统，但 VEGF-C 疗法对肿瘤复发的影响尚不明确。

（七）药物治疗

药物治疗淋巴水肿目前尚未有突破性的进展，没有专门针对淋巴水肿的特效药。单纯使用药物治疗不能达到治疗效果，只能作为辅助治疗方法。西药常采用改善循环、抗血小板聚集、生物免疫调节剂等治疗药物。淋巴水肿的治疗只在某些时候才采取药物治疗的方法来配合治疗，如机体明显存在水钠潴留、静脉功能不全等，具体参见第 7 章第六节。

（八）饮食

对于大部分单纯的外周淋巴水肿来说，一般情况下没有饮食要求。限制水分摄入对外周淋巴水肿没有益处。对于乳糜性反流性淋巴水肿，例如肠道淋巴管扩张，由于高脂饮食会刺激淋巴液的生成，尽量采用低脂饮食，饮食中应尽可能减少含长链脂肪酸（通过肠道淋巴管吸收）食物的摄入，用短链和中链脂肪酸（通过门静脉吸收）替代。在选择脂肪量很少或者不含脂肪的饮食时可能需要补充特殊的维生素。

综上所述，淋巴水肿作为由于多种复杂病因所致患者淋巴循环紊乱，目前尚不能根治，但通过恰当的治疗可以控制疾病的进展。淋巴水肿的治疗方法很多，往往推荐多种方式联合治疗。总体上讲，手术治疗集中在晚期淋巴水肿患者，尤其是因淋巴水肿而丧失了活动能力的患者，而保守治疗是治疗淋巴水肿的基础，贯穿于疾病的始末，尤其以早期淋巴水肿最常用，在治疗中也有着举足轻重的地位，不容忽视。随着现代医疗器械的进步，以及手术技巧的发展，手术相比较以往有了很大的进步，尤其是在预防并发症方面，有了很大的改观。药物治疗方面，内服药物应用越来越少，中药应用越来越多。

淋巴水肿治疗应全面评估患者的身、心、社会、经济等功能，结合患者的实际需求和诉求，考虑不同患者治疗的目的，综合考量后为患者选择最适合的治疗方法。

　　淋巴水肿目前尚不能根治，经过医院的规范化治疗之后人多数患者还需终生自我治疗和维护，因此对患者的健康教育不容忽视。在初次诊断后就要对患者及其家属进行疾病的宣传教育，告诉患者长期或终生的呵护也可能获得非常好的治疗效果，从而提高患者的依从性，减少并发症的发生。在治疗过程中教会患者（或家属）自我压力包扎和手法淋巴引流等自我护理的基本技术。治疗中也需要选择患者更易接受、易实施的方式来达到维持的效果，因此，治疗后的随访管理也是目前国内需要探索和发展的部分。

第 7 章
淋巴水肿综合消肿治疗

淋巴水肿分为原发性和继发性两类。前者由淋巴系统发育不良引发，后者由手术、外伤、感染或放射治疗等造成淋巴管与淋巴结损伤引发。恶性肿瘤相关淋巴水肿是癌症治疗后常见的继发性淋巴水肿，此时淋巴系统因手术、放疗或化疗而受损，富含高蛋白的淋巴液回流受阻，滞留在组织间隙引发慢性进行性淋巴水肿。淋巴水肿主要影响四肢，少见于外生殖器和面部。早期表现为水肿，随病程发展，炎症、组织纤维化和脂肪沉积等不可逆病理改变逐渐显现。目前淋巴水肿尚无法根治，最有效的治疗手段是长期维护的淋巴水肿综合消肿治疗（CDT），但专业医疗人员短缺，能开展此技术的医疗机构较少。在无条件进行CDT的情况下，药物治疗是许多患者的选择。CDT配合药物治疗效果更佳。西药在治疗淋巴水肿方面尚未有突破性进展，而中医药则可以发挥多环节、多途径的治疗优势，疗效明显且副作用少，能够有效缓解症状、抑制病情的进展。

第一节　淋巴水肿综合消肿治疗（CDT）概述

1932年，丹麦的 Vodder 医生与其妻子作为按摩治疗师，在法国首次创新并实施了手法淋巴引流技术，成功治疗了淋巴结肿大。随后，1963年，德国医生 Asdonk 首次将淋巴手法引流技术应用于淋巴管疾病的治疗。到了 20 世纪 80 年代，德国的 Foeldi 医生夫妇进一步改进并发展了这一技术，形成了一套综合性的技术体系，也就是今天我们所知的综合消肿治疗（CDT）。

遵循淋巴回流的路径，CDT通过无创、安全、舒适的人工手法按摩进行淋巴引流。此方法将聚集在皮下的液体引流至淋巴系统和邻近的淋巴通路并排出，从而减轻和消除水肿。CDT能有效地减少患肢的体积，并降低感染的发生率。此技术体系已得到广泛应用并被证明是有效的。

一、CDT 的四个步骤

淋巴水肿综合消肿治疗是一种全面、有效的治疗方法，旨在通过多种手段消除淋巴水肿，恢复身体健康。该治疗方法涵盖了四个关键步骤。

1. 皮肤护理　保持皮肤清洁、湿润，以预防皮肤感染，保证皮肤健康。同时，防止皮肤干燥和裂纹的出现，避免因皮肤问题而加重病情。

2. 手法淋巴引流（MLD）　由经验丰富的专业人员操作，通过柔和的手法，有效地改变淋巴回流路径，促进淋巴回流，减少滞留在组织间的液体，从而减轻组织水肿。此外，手法淋巴引流还能减轻组织纤维化，增加患肢的免疫防御功能。

3. 压力治疗（compression therapy）　通过持续地施加适当的压力将淋巴液转移至未加压部位，增加淋巴液的吸收和刺激淋巴液的输送。同时，分解纤维硬化组织，使患肢变得柔软，恢复正常功能。

4. 功能锻炼　通过适当的运动锻炼，增强肌肉力量，改善局部组织代谢，提高身体的免疫力。促进身体的血液循环，加速新陈代谢，有助于身体的恢复和健康。

二、CDT 的两个阶段

淋巴水肿是一种慢行、进行性发展的疾病，需长期维持治疗及终身呵护，康复治疗的过程需要全程管理。因此，CDT 治疗分为强化治疗和维持治疗两个阶段。

第一阶段，也被称为强化治疗阶段，患者需要在医院接受由专业的淋巴水肿治疗师进行的 1～2 个疗程的治疗。这个阶段的目标是尽可能地减少水肿，缓解患者的症状，教会患者自我护理的能力，包括居家手法引流、绷带包扎方法、功能锻炼、皮肤护理等，并指导患者如何在日常生活中管理和控制淋巴水肿。

第二阶段是维持治疗阶段。在这个阶段，患者需要在家中按照第一阶段的治疗方法进行自我护理。这包括定期进行淋巴引流、使用弹力绷带、穿戴弹力服饰、避免长时间站立或坐姿不正确等措施。这个阶段的目标是保持患者在第一阶段获得的疗效，甚至逐步缓解，并防止水肿的进一步恶化。

三、CDT 的适应证

淋巴管发育不良，包括淋巴系统内在改变，先天性疾病。

1. 原发性水肿　通常是由于身体内部某些生理机制异常所引起的。包括淋巴管畸形、淋巴管瘤等。

2. 继发性水肿　这类水肿通常出现在手术后或疾病发生后的一段时间内，并且可能会随着病情的进展而加重。如乳腺癌根治术后上肢水肿、盆腔恶性肿瘤根治术后下肢水肿。

3. 肩手综合征

4. 术后软组织肿胀

★ ☆ ☆ ☆

5. 静脉水肿

6. 慢性复杂性疼痛综合征（complex regional pain syndrome，CRPS）

7. 淋巴引流排毒及瘢痕修复

这些适应证主要表现为术后并发症，患者的具体症状包括疼痛、肿胀、关节僵硬、炎症反应、肌肉萎缩等。这些并发症可能会对患者的康复和生活质量产生一定的影响。通过 CDT 的治疗和护理，可以有效缓解患者的痛苦，促进康复。

四、CDT 的禁忌证

（一）绝对禁忌证

1. 急性感染性疾病　指突然发生且持续时间较短，需要及时治疗的感染性疾病，包括但不限于病毒、细菌和真菌感染等。

2. 心泵功能异常　指心脏无法正常泵血，导致身体各器官和组织无法得到充足的供血和氧合，从而出现呼吸困难、乏力、心慌等一系列的症状和体征。

3. 恶性病变　指具有恶性生物学行为的病变，包括但不限于癌症和肉瘤等，需要及时诊断和治疗。

4. 急性深静脉血栓形成　指近期发生的深静脉血栓，是一种严重的血管疾病，需要及时诊断和治疗。

5. 甲状腺功能亢进或减退

（二）相对禁忌证

1. 皮肤有明显创面部位　指皮肤表面存在明显的伤口或破损，需要及时清创和处理，以避免感染和其他并发症的发生。

2. 老年患者　年龄 > 60 岁的患者。

3. 月经期或妊娠　禁止做腹部的治疗。

4. 过敏体质

第二节　淋巴水肿的皮肤护理

慢性淋巴水肿患者的皮肤往往存在受损情况，并且表现出极高的敏感度，有效的皮肤护理能够保持皮肤完整，防止淋巴水肿发生和恶化。患者的皮肤最初可呈现出干燥、发痒的症状。这种现象是由受损皮肤的新陈代谢过程决定的，这一过程由微循环和大循环共同作用。然而，淋巴水肿持续存在又会影响淋巴功能，进而导致皮肤出现一系列问题，如皮肤增厚、皮肤过度角化、乳头状瘤改变以及皮肤皱褶加深等。而水肿形成的皮肤沟纹为真菌和细菌提供了有利的生长环境，这些变化会显著增加患者皮肤感染的风险，形成丹毒或蜂窝织炎。组织内部慢性炎症的影响，又引发了纤维蛋白和胶原蛋白的沉积作用，使得皮肤逐渐变得厚重并硬化。

为了促进淋巴回流并降低感染风险，必须降低皮肤并发症的发生概率。维护皮肤的完整性并细致地处理慢性淋巴水肿皮肤的病变，能够最大限度地减少感染的可能性。因此，在 CDT 治疗的第一阶段，我们把焦点主要集中在治愈和修复受损的皮肤上，而在第二阶段，皮肤的护理和保护则是至关重要的。

一、皮肤护理的原则

正常皮肤作为一道生理屏障，具有抵御外界因素影响和水分流失的重要功能。此功能主要依赖于角质层、皮肤表面脂膜以及间质性角化细胞物质的共同保护。我们的任务是维持皮肤的正常和健康状态，或者在可能的情况下，恢复其正常状态。为此，我们需要通过使用药用护肤品来补充皮肤所需的水分、天然保湿因子和脂质等重要物质。

1. 保持皮肤清洁　保持皮肤清洁是预防感染和炎症的重要措施。患者应该每天用温水轻轻清洗患肢，并使用无刺激性的香皂或沐浴露。避免使用含有酒精或香料的清洁剂，以免刺激皮肤。

2. 避免皮肤刺激　患者应该避免使用含有刺激性成分的化妆品、护肤品和药物，如酒精、香料、染料等。此外，患者应该避免使用热水袋、电热毯等加热设备，以免加重皮肤炎症和水肿。

3. 选择合适的衣物　患者应该选择宽松、舒适、透气的衣服，以减少对皮肤的摩擦和刺激。同时，穿过紧的衣物，也会阻碍淋巴回流并加重水肿。

4. 保持皮肤湿润　淋巴水肿患者的皮肤容易干燥和脱屑，因此患者应该使用温和、无刺激性的保湿霜或润肤剂来保持皮肤湿润。此外，避免长时间暴露在阳光下或干燥的环境中，以免加重皮肤问题。

5. 预防感染　淋巴水肿患者的皮肤容易感染，因此患者应该保护皮肤免受损伤，从而减少感染的发生。包括避免用手抓挠患处、割伤、烫伤等。

6. 定期检查　淋巴水肿患者的皮肤需要定期检查，以便及时发现并处理任何异常情况。患者应定期到医院进行复查和接受专业的治疗。

二、护肤品的选择

1. 清洁产品　为确保皮肤健康，建议患者使用酸碱度适中的清洁产品，以避免使用含有碱性成分的沐浴露或肥皂。在洗脸或洗澡时，也应避免用力搓揉皮肤，以免刺激皮肤。

2. 护肤品　应遵循一个基本原则，即仅使用温和的药用产品进行皮肤护理以防止淋巴水肿。由于淋巴血管疾病患者的皮肤具有高度敏感性，因此，合适的产品应包括含有脂肪和油脂平衡配方的天然或类似皮肤脂质成分，例如杏仁

☆ ☆ ☆ ☆

油、胡萝卜油、芦荟萃取物或花生油。天然保湿因子如尿素，以及形成屏障的脂质如磷脂质和胆固醇对于保持皮肤的光滑和柔顺具有重要意义。当然，药用护肤品不应包含任何可能导致过敏的物质。在天然物质中，通常使用的从羊毛中提取的脂质，如羊毛脂及无水羊毛脂具有相当大的致敏风险；相比之下，高纯度酒精羊毛脂是一种良好的护肤物质，因为它含有高比例的脂质，类似于皮肤脂质。矿物质不能被皮肤吸收，而是在皮肤上形成一层薄膜，因此可能会阻塞皮肤。此外，精油可能会刺激皮肤，因此不应使用。

3. 防晒品　紫外线对淋巴水肿患者的皮肤有很大的伤害，因此使用防晒产品是必不可少的。在选择防晒产品时，建议选择物理性防晒产品，如穿防晒衣裤或使用遮阳伞。

总的来说，淋巴水肿患者的皮肤护理是非常重要的。选择适合的护肤产品和保持良好的生活习惯和饮食结构可以帮助患者更好地管理病情并增强身体的免疫力，从而更好地保护皮肤健康。

三、保护皮肤的方法

1. 维持皮肤完整性　避免皮肤损伤，如刀伤、擦伤、烫伤等。

2. 预防皮肤干燥　干燥的皮肤可能会导致瘙痒，建议每晚使用护肤品，以保持皮肤处于良好状态。

3. 改善过度角质化皮肤　皮肤过度角质化是由于角质层过度生长所致，每晚用温热的湿毛巾热敷后，涂抹护肤品，同时可采用手法引流综合治疗来减轻水肿并改善皮肤质地。

4. 抗真菌感染　洗澡后建议尽快擦干皮肤，但不能用力摩擦皮肤，避免潮湿环境。对于最常见的足趾蹼真菌感染，建议使用抗真菌药物治疗。若发生细菌感染，应立即就医并采用抗生素治疗。

四、淋巴水肿患者常见皮肤问题的处理

（一）感染

慢性淋巴水肿最常见的并发症是淋巴管炎（丹毒）或蜂窝织炎。这些并发症会导致皮肤出现红、肿、热、痛等症状，严重时甚至会影响患者的生命。为了预防感染，淋巴水肿患者需要注意保持皮肤清洁，避免受伤或破损，同时要避免过度劳累和压力。如果发现有感染症状，应及时就医并接受治疗。

1. 淋巴管炎（丹毒）　以大的淋巴管感染为主，表现为表面沿肢体长轴皮肤上的一条红线，伴皮温高和疼痛。致病菌通常为 A 族 β 溶血性链球菌，也可以是葡萄球菌或其他细菌。有的发病急，数分钟内出现明显症状，有的迁延数周，也有的先出现全身症状，包括寒战、高热、头痛及呕吐。感染的诱发因素有足癣、

慢性皮肤溃疡、静脉炎皮肤抓伤或蚊虫叮咬等。

2. **蜂窝织炎**　广泛的皮肤和皮下组织感染，也称皮肤淋巴管及周围组织炎。比急性淋巴管炎的感染范围广，症状更严重，临床表现为大片状皮肤红、肿、热和痛。急性蜂窝织炎波及皮下、筋膜下或深部结缔组织，呈急性、弥漫性炎症或形成化脓性病灶。常并发淋巴管炎及淋巴结炎，其特点是不易局限，且迅速扩散，与正常组织无明确界限。往往由溶血性链球菌引起，由于链激酶和透明质酸的作用，病变扩展迅速，有时能引起败血症。由葡萄球菌引起的蜂窝织炎，比较容易局限为脓肿。炎症常在皮肤、软组织损伤后发生，机体抵抗力下降后化学性物质刺激，如药物注射不当或异物留存于软组织可诱发感染。

出现感染后，首先应立即暂停 CDT 治疗。其次，根据感染发生后的临床表现不同而选择用药方式。

（二）皮肤硬化

淋巴水肿会导致皮肤变硬，这可能会影响患者的活动能力和生活质量。水肿现象反映了组织内部发生的一系列病理改变。其中包括毛细血管滤过在细胞间隙的积聚，成纤维细胞和脂肪细胞的肥大，以及由于微生物持续穿透足底或掌心皮肤引起的慢性炎症反应。在软组织中，主要组织学变化表现为集合管管腔被胶原和其他非细胞物质阻塞，缺乏内皮细胞和肌肉细胞。此外，表皮下淋巴管扩张，组织间隙增大并充满富含蛋白质的液体，表皮角化过度，真皮、皮下组织和筋膜纤维化。因此，淋巴水肿引起的肥大肢体表现为液体和组织容积的增加。尽管液体可以清除，但肥大的组织不会消退，增生的组织持续存在并加重。

1. **组织增生纤维化**　淋巴水肿的组织增生纤维化是由于淋巴液在组织间隙中积聚，导致成纤维细胞和脂肪细胞的肥大，以及慢性炎症反应的持续刺激。这些变化会导致组织变得僵硬和厚实，同时也会影响组织的正常功能。在淋巴水肿的早期，组织增生纤维化可能仅局限于患肢的局部区域，但随着病情的进展，可能会逐渐扩大并影响到周围的正常组织。

2. **皮肤角化**　淋巴水肿引起的皮肤角化是由于表皮角质层的异常增生和分化，导致皮肤表面变得粗糙、干燥、脱屑和瘙痒。这种皮肤角化通常与淋巴液中的蛋白质和脂质沉积有关，这些物质会刺激皮肤表面的细胞异常增生和分化。此外，淋巴水肿患者的皮肤还可能表现出色素沉着、皮肤增厚和疣状增生等症状。

3. **处置**　针对组织增生纤维化和皮肤角化的处理，需要根据病情的严重程度和患者的具体身体状况制定个性化的治疗方案。一般而言，对于轻度的组织增生纤维化和皮肤角化，可以通过药物治疗和物理治疗进行改善。药物治疗主要包括激素类药物、抗炎药物和抗过敏药物等，可以减轻炎症反应和瘙痒症状。物理治疗主要包括压迫疗法、按摩和运动锻炼等，可以促进淋巴液的回流和改

☆ ☆ ☆ ☆

善局部组织的血液循环。对于严重的组织增生纤维化和皮肤角化，可能需要手术治疗进行改善。手术治疗主要包括切除增生组织、移植正常组织、淋巴管吻合等手术方式，可以有效地改善淋巴水肿的症状并提高患者的生活质量。

（三）瘙痒

淋巴水肿患者的皮肤常会出现瘙痒症状，这会使患者感到非常不舒服。为了缓解瘙痒，患者可以采取保持皮肤清洁、避免使用刺激性物质、保持室内湿度适中等措施。如果瘙痒严重，可以咨询医生并使用一些抗过敏药物或止痒药膏。

（四）皮肤溃疡

一些淋巴水肿患者可能会出现皮肤溃疡，这通常是由于皮肤破损导致的。为了预防皮肤溃疡，患者应该避免皮肤受伤，同时要保持皮肤清洁和湿润。如果发现有溃疡症状，应及时就医并接受治疗。

总之，淋巴水肿患者常见的皮肤问题需要及时的诊断和治疗，以避免病情的恶化和对患者造成永久性的损害。同时，针对不同的皮肤问题选择合适的处理方式也是非常重要的。

第三节　手法淋巴引流技术（MLD）

1892 年，亚历山大·维尼沃特首次提出一种不涉及手术或药物的设想，旨在通过手法治疗来改善淋巴系统功能紊乱。然而，这一设想在 40 年后才由丹麦哲学博士和物理治疗师埃米尔·沃德创立了手法淋巴引流技术（MLD）。自此以后，该技术得到了广泛的效仿、批判并不断改进。教师教导学生，而学生则不断超越教师的界限，进一步发展这一技术。

一、MLD 的概念

手法淋巴引流技术是一种非药物治疗方法，通过手法按摩促进淋巴液和组织间液的回流。这种技术是一种非常有效的治疗方式，可以用于治疗各种疾病，如淋巴结肿大、炎症、水肿、疼痛等。

手法淋巴引流技术的实施遵循淋巴系统的解剖和生理通路，通过轻柔的按摩手法刺激淋巴结和淋巴管，促进淋巴液的流动和排毒，从而减轻水肿、炎症和疼痛等症状，达到治疗和康复的目的。该技术的实施过程非常舒适，不会引起任何不适或疼痛。在实施过程中，专业的技术人员会根据患者的具体情况进行个性化的手法引流方案设计，以确保治疗效果的最大化。此外，手法淋巴引流技术还可以结合其他治疗方式，如药物治疗、物理治疗等，以增强治疗效果。

二、MLD 的技术原理

MLD 在技术上区别于传统按摩，其特点在于不采用传统的发力方法，而是在干燥的皮肤上进行有节奏的环转运动。这种手法不会增加皮肤充血，而是根据不同的皮肤状况和治疗部位，施加不同的压力，只需达到皮肤相对皮下组织向所需引流方向移动的效果。

在施压期，这种手法会刺激淋巴液向理想的引流区域流动。这一过程主要是通过轻柔的按摩和有规律的施压来实现。这些动作可以有效地促进淋巴液的流动，并帮助改善淋巴系统的功能。在减压期，由于组织的被动扩张，会产生短暂的负压，这使得淋巴管被周围的液体再次填充。这种填充过程可以进一步增强淋巴液的流动，并帮助提高淋巴系统的效率。通过反复的舒缩动作，淋巴管壁得到了充分的伸展和锻炼，从而增强了淋巴液的流动性。同时，增大组织压力可以刺激淋巴液的生成，进一步促进淋巴系统的健康。

经过多年的实践和研究，MLD 对淋巴管系统的影响主要表现在以下 4 个方面。

1. 通过交替压迫和拉伸组织，MLD 可以促进组织间液进入毛细淋巴管生成淋巴液。这种机械刺激能够有效地增加淋巴液的生成和流动，帮助清除体内多余的液体和废物。

2. MLD 通过刺激前淋巴集合管和淋巴管的舒缩运动，促进淋巴管的充盈和排空，从而加快淋巴流速。

3. MLD 还可以刺激淋巴结来调节淋巴回流量和浓度。通过刺激淋巴结的活动，有助于过滤和清除淋巴液中的有害物质，维护身体的免疫功能。

4. 当淋巴系统出现淤积时，MLD 可以通过机械压力的作用帮助引流淋巴液，减轻淋巴淤积的症状，预防因淋巴淤积而引起的健康问题。

三、MLD 的基本原则

1. 在进行操作时，应施加适度的抚摸压力。过轻的压力可能无法达到预期的效果，而过重的压力则可能会引发淋巴管痉挛，给患者带来不必要的痛苦。

2. 每次抚摸过程都应包括工作期和休息期，这样能够确保组织间的压力平稳上升和下降，从而让淋巴系统更加舒适地接受治疗。

3. 工作期应持续至少 1s，以便给予淋巴组织足够的时间吸收抚摸带来的刺激。同时，每个部位应重复抚摸 5 ～ 7 次，以确保效果均匀分布。

4. 在进行抚摸时，方向应与淋巴回流的方向一致。这是因为淋巴回流是淋巴系统自我调节的重要机制之一，顺着淋巴回流的方向抚摸可以促进淋巴组织的正常功能。

☆☆☆☆

5. 治疗的顺序为：躯干部位先治疗近静脉角的部位；肢体从近心端开始治疗；区域淋巴结首先治疗。这种有序的治疗方式可以更加有效地帮助淋巴组织恢复健康。

四、MLD 的适应证

MLD 的适应证非常广泛，涵盖了多种症状和疾病。以下是关于 MLD 适应证的详细描述。

1. 预防和治疗继发性淋巴水肿　这种淋巴水肿通常是由于手术、放疗、化疗外伤、感染等原因导致的。

2. 治疗原发性淋巴水肿　原发性淋巴水肿通常是由于先天性发育异常或遗传因素导致的。

3. 静脉性淋巴水肿　这种淋巴水肿通常是由于静脉回流不畅或静脉曲张等原因导致的，使用 MLD 技术可以有效地缓解症状，改善血液循环。

4. 脂肪水肿　这种症状通常是由于脂肪代谢异常或脂肪组织炎症等原因导致的。

5. 脂肪性淋巴水肿　这种淋巴水肿通常是由于脂肪组织炎症或脂肪代谢异常等原因导致的。

6. 脂肪静脉混合性淋巴水肿　这种淋巴水肿通常是由于脂肪组织和静脉同时存在问题导致的，使用 MLD 技术可以有效地缓解症状，改善患者的健康状况。

7. 创伤后水肿　这种症状通常是由于外伤或手术等原因导致的。

8. 术后水肿　手术后常会出现水肿症状。

9. 血肿　手术后或外伤后常会出现血肿症状。

10. 硬皮病　这是一种自身免疫性疾病，常会导致皮肤硬化和组织萎缩，使用 MLD 技术可以有效地改善症状，提高患者的生活质量。

11. 风湿性疾病引起的水肿　风湿性疾病常会导致关节疼痛和肿胀。

12. 淋巴滞留性疾病　这种疾病通常是由于淋巴系统功能障碍导致的。

13. 复杂性局部疼痛综合征　这是一种常见的疾病，常会导致局部疼痛和功能障碍，使用 MLD 技术可以有效地缓解症状，提高患者的生活质量。

五、MLD 的禁忌证

手法淋巴引流技术可用于治疗多种症状和疾病，但在实施时需要严格掌握禁忌证。根据治疗部位不同，禁忌证可分为全身禁忌证和局部禁忌证，绝对禁忌证和相对禁忌证。

1. 全身禁忌证　包括感染、急性静脉栓塞、失代偿性肾衰竭、失代偿性右心衰竭等。对于这些情况，手法淋巴引流技术绝对不能使用。

2. 局部禁忌证　根据治疗部位不同而异。对于颈部治疗，甲状腺功能减退、甲状腺功能亢进、心律失常、颈动脉粥样硬化、颈动脉窦反射亢进等情况均属于禁忌范围。而在深腹部治疗时，妊娠、经期、肠梗阻、膀胱炎或继发性结肠炎、急性或慢性肠病、造口、主动脉瘤、盆腔血栓性静脉炎、下肢深静脉血栓、腹部血管手术史等情况也需特别注意。

3. 全身相对禁忌证　包括恶性淋巴水肿等情况，这些情况虽然不是绝对禁忌证，但需慎重使用手法淋巴引流技术。

4. 局部相对禁忌证　也因治疗部位不同而异。对于颈部治疗，60 岁以上患者属于相对禁忌范围；对于深腹部治疗，慢性静脉功能不全和 60 岁以上患者属于相对禁忌范围。

5. 某些特殊情况或疾病　会使 MLD 的治疗复杂化并降低 MLD 效果，如肥胖、糖尿病、高血压、风湿性关节炎、瘢痕、角化过度、真菌病、淋巴瘘、淋巴囊肿、淋巴静脉曲张、毛细血管扩张、继发性纤维化、溃疡、疾病恶化、麻痹和瘫痪等。此外，手法淋巴引流技术不会引起癌细胞转移，因此癌症患者可以接受这种治疗。

六、MLD 的基本手法

Vodder 提出了 4 种 MLD 的基本手法，即定圈法、泵送法、铲送法和旋转法。

1. 定圈法　适用于全身任何部位。将手指平放在皮肤上，在圆的第一个部分进行柔和且渐进地施压，然后在第二个部分将压力缓慢降低，同时保持手指与皮肤的接触，使皮肤能够回弹到原位。最后，沿着引流的方向进行推进。定圈法的目的是通过纵向和横向的被动拉伸来增强浅表淋巴管的舒缩性。可以使用单手或双手操作。当使用双手操作时，建议将拇指交叉，以形成不同大小的圆圈。定圈法操作见视频 7-1。

2. 泵送法　适用于不平整的大区域，包括手臂、腿、躯干等。将拇指外展与示指形成一个完全开放的弓形，手指伸展，手腕弯曲，手掌放松地垂直于被治疗区域的纵轴。随着手腕的伸展，使手掌接近皮肤并逐渐施压。治疗以一个切向力结束。施压阶段结束后，手向相反方向运动，手腕回到初始弯曲的位置。泵送法的主要目的是通过在组织上交替压迫和放松来促进淋巴生成。可以使用单手或双手操作，对于小范围的区域，建议使用两根手指进行操作。泵送法操作见视频 7-2。

3. 铲送法　适用于四肢。起始位置类似于泵送法，拇指和示指形成一个完全开放的弓形，除拇指外其余四指指向患肢远端，覆盖于待治疗区域。然后手腕向身侧渐进伸展，使整个手掌接触皮肤。考虑到浅层淋巴管的解剖方向，手应由远及近从后向前跨过肢体分界线。在运动后期施加更大的压力。之后腕关节回到初始旋转弯曲与皮肤接触的位置。考虑到浅表淋巴管受到刺激时引流方向以及皮肤毛细血管网中淋巴流动的方向是从远端向近端，因此必须使肢体前侧朝向治疗师。铲送法操作见视频7-3。

4. 旋转法　适用于躯干部位。起始位置为拇指和示指朝引流方向放在皮肤上。然后，手腕稍微旋转并放低，使皮肤表面朝引流方向移动，直至手掌接触皮肤。当拇指与示指相触时，下一轮旋转治疗开始。其目的是促进淋巴的生成和转运。旋转法操作见视频7-4。

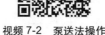

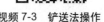

视频7-1　定圈法操作　　视频7-2　泵送法操作　　视频7-3　铲送法操作　　视频7-4　旋转法操作

第四节　压力治疗

一、压力治疗的原理和原则

压力治疗是一种采用特定材质和尺寸制作的弹力绷带和弹性手套、弹性袜等弹性产品来治疗外周淋巴水肿的重要方法。压力治疗在淋巴水肿治疗中扮演着不可或缺的角色，与外科治疗和物理治疗相结合，起到了显著的协同作用。

压力治疗的原理在于通过对皮肤施加机械压力来提高组织间隙的压力。施加适当的压力，改善淋巴液的回流，促进淋巴系统的功能恢复，从而减轻水肿的症状。在淋巴水肿的治疗中，我们多采用低延展性的加压绷带或弹力织物进行治疗。如低延展性绷带包扎，在静息状态下，低延展性绷带包扎只对浅表的淋巴管或血管产生压力，当肢体活动时，肌肉收缩以对抗绷带的压力，能够增加组织间隙的压力，并对深部的淋巴管和血管产生压力，加速淋巴和血液的充盈和排空。

在进行压力治疗时，应遵循一定的原则。首先，治疗师需要根据患者的具体情况制定个性化的治疗方案，确保治疗的针对性和有效性。其次，压力治疗的强度和时间需要适当控制，以避免对患者的皮肤和淋巴系统造成不良影响。为了维持或恢复生理静脉的压力梯度，压力应当稳步地从远端向近端减小。此外，治疗师还需要密切观察患者的情况，及时调整治疗方案，确保患者的安全和舒适。

通常我们以毫米汞柱（mmHg）来计算压力，如果整个肢体使用均匀的压力包扎，肢体远端小周径部位承受的压力会增大。因此，从肢体的远端到近端的压力应该是逐一递减的。有骨突的部位承受的压力最大，而骨突周围的部位往往会因为镂空而没有压力，因此在这些骨突周围的部位可放置海绵衬垫，以获得均匀的压力。

不同人群不同时期的压力包扎所使用的强度和时间均有所区别，如表 7-1 所示。

表 7-1　不同人群不同时期压力包扎推荐强度及时间

人群	时期	压力强度	包扎持续时间
儿童	6～12 个月	10～20mmHg	16h
	2～6 岁	20～30mmHg	20h
	6～12 岁	20～30mmHg	20h
成人	Ⅰ期	20～30mmHg	16h
	Ⅱ期	30～46mmHg	22h
	Ⅲ期	46mmHg 或更高	22h
	综合性淋巴水肿	个性化制定	个性化制定
老年人	60～70 岁	30～46mmHg	22h
	70 岁以上	20～30mmHg	16h

因此，患者和医务工作者都应该对这项常规的治疗有详尽的了解。对于患者来说，了解压力治疗的方法、原理和效果可以帮助他们更好地配合治疗，提高治疗效果。对于医务工作者来说，了解压力治疗的原理和应用可以帮助他们更好地制定治疗方案，提高治疗效果和患者的满意度。

二、压力治疗的适应证与禁忌证

压力治疗作为淋巴水肿的最基本治疗方法，无论采用何种外科手术或非手术治疗方法，都是不可或缺的辅助治疗措施。压力包扎时，水分是不能被压缩的，而是移至血管内或沿组织间流动，所以压力治疗适用于各种原因引起的淋巴水肿，无论是在急性期还是慢性期，都能取得较好的治疗效果。

（一）压力治疗的适应证

1. 压力治疗适用于原发性和继发性淋巴水肿。原发性淋巴水肿可能是由于先天性发育异常，导致组织异常生长或发育不全，引发淋巴液在组织中积聚，形成水肿。而继发性淋巴水肿则可能由于手术、感染等原因导致淋巴系统受损，淋巴液流动受阻，引发水肿。手术时可能会损伤淋巴管或手术需要切除相应部位的淋巴结，导致淋巴液流动受阻，或者感染可能会引发炎症反应，进一步阻碍淋巴液的流动。淋巴水肿弹力绷带是一种有效的治疗方法。它可以通过施加

☆ ☆ ☆ ☆

适当的压力，改善淋巴液的流动，从而减轻水肿的症状。

2. 压力治疗适用于静脉水肿。静脉回流不畅是指血液从静脉回流到心脏的速度减慢或受阻，导致血液在组织中积聚，从而引起水肿的症状。压力治疗可以增加静脉的收缩力，减少血液在组织中的积聚，加速血液回流到心脏的速度，从而通过改善局部血液循环，促进静脉回流，减轻水肿的症状。

3. 压力治疗适用于创伤性局部组织水肿。创伤或手术后局部水肿是指由于创伤或手术导致的局部组织水肿。压力治疗可以提供稳定的压力，促进局部血液循环，提供更多的营养和氧气，促进组织的修复和再生，从而改善局部血液循环，促进组织修复，减轻水肿的症状。

（二）压力治疗的禁忌证

1. **任何种类的急性感染**　例如病毒感染、细菌感染、真菌感染等。此时，身体处于免疫系统低下的状态，若进行压力治疗可能会加重病情，影响患者的恢复。

2. **心源性水肿**　这种情况下的患者心脏功能已经受损，进行压力治疗可能会增加心脏负担，进一步加重病情。

3. **恶性病变**　如癌症等，压力治疗可能会干扰肿瘤的生长和扩散，对病情产生不利影响。

4. **肾衰竭**　患者的肾功能已经受损，无法正常代谢和排出体内的废物，若进行压力治疗可能会加重肾脏负担，导致病情恶化。

5. **急性深静脉血栓**　这种情况下的患者血液处于高凝状态，若进行压力治疗可能会促使血栓脱落，导致肺栓塞等严重后果。

6. **动脉疾病**　如动脉硬化、动脉粥样硬化等，进行压力治疗可能会破坏血管内膜，导致血管破裂或血栓形成。

压力治疗是一种重要的医疗方法，但在实施过程中需要特别注意一些特定的情况。其中，高血压、卒中、糖尿病和支气管哮喘是需要注意的主要疾病。

对于高血压患者，压力治疗可能会引起血压升高，因此需要密切监测患者的血压情况，并采取相应的措施来控制血压。此外，对于卒中患者，压力治疗可能会增加再次卒中的危险，因此需要在医生的指导下进行。

糖尿病患者也需要谨慎进行压力治疗，因为压力可能会影响血糖控制，导致血糖波动。同时，对于支气管哮喘患者，压力可能会诱发哮喘发作，因此需要在医生的指导下进行适当的处理。

综上所述，压力治疗虽然是一种有效的医疗方法，但在实施过程中需要特别注意一些特定的情况，特别是高血压、卒中、糖尿病和支气管哮喘等慢性疾病患者更需谨慎。

三、压力治疗的方法

淋巴水肿是由于淋巴液在淋巴管中流动受阻，导致组织液在皮下积聚而形成的肿胀。压力治疗通过施加外部压力，对淋巴管施加压迫，并模拟淋巴管内的自然压力变化，从而促进淋巴液的流动，以减轻淋巴水肿的症状。在治疗过程中，通常会采用多种设备来施加压力，如弹力绷带和弹力袖袜。虽然压力治疗在淋巴水肿的治疗中取得了一定的疗效，但仍需根据患者的病情、水肿程度、淋巴管状况等实际情况进行个体化的治疗方案。因此，在治疗前应对患者进行全面的评估，选择最适合的治疗方案。同时，治疗过程中还需要注意患者的舒适度，及时调整压力强度，避免造成不必要的痛苦。

（一）弹力绷带的使用方法

弹力绷带通常被广泛应用于四肢淋巴水肿的治疗期及治疗后的维持期。为了获得良好的治疗效果，规范的包扎至关重要。在规范的包扎过程中，根据包扎部位的不同，需要选择相应的材料。例如，包扎手指和足趾时，可以选择网状绷带，因为这种绷带具有较高的透气性和弹性，能够有效地减轻水肿。而包扎手掌和足背时，则应选择低弹力绷带，因为这种绷带的弹性较低，能够更好地固定肢体。此外，包扎上肢和下肢时所使用的尺寸也不同，需要根据具体情况进行选择。

除了选择合适的材料，规范的包扎还应注意每种材料使用时的顺序。一般来说，应该先从肢体的远心端开始包扎，这样可以产生较大的压力，有利于减轻水肿。然后逐渐向近心端包扎，压力逐渐减小，形成压力梯度，有利于淋巴液的回流。

最后要注意的是包扎时对肢体产生的压力大小。适度的压力可以有效地减轻水肿，促进淋巴液的回流。但是过大的压力会对肢体造成压迫，影响血液循环和淋巴回流。因此，在包扎时需要根据具体情况选择合适的压力大小。

综上所述，弹力绷带在四肢淋巴水肿的治疗和维持中具有重要作用。规范的包扎包括选择合适的材料、注意材料使用的顺序以及控制包扎时的压力大小。只有这样才能取得良好的治疗效果。

上肢绷带包扎法见视频 7-5。下肢绷带包扎法见视频 7-6。

视频 7-5　上肢绷带包扎法

视频 7-6　下肢绷带包扎法

☆☆☆☆

（二）弹力袖／袜的使用方法

淋巴水肿是一种复杂的疾病，需要患者终身关注和管理。为了有效防止水肿的复发，患者需要采取一系列的措施，其中最关键的一项就是佩戴合适的弹力织物。这些织物可以提供必要的支持和压迫，帮助淋巴系统正常运作，减轻水肿症状。然而，选择正确的弹力织物并不是一件容易的事情，它需要患者充分了解自己的病情和需求，并根据专业医务人员的建议进行选择。

四、压力治疗在特殊部位中的应用

淋巴水肿除发生在四肢外，还可发生在一些特殊的部位，如头面部、乳房及会阴部等。当发生在这些部位时，我们可以通过手法引流减轻水肿，同时也可以通过佩戴弹力织物或弹力绷带来维持手法引流的效果。

当患者头面部出现水肿时，手法引流后，可佩戴压力头套减轻水肿（图7-1）。

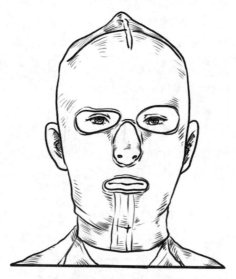

图 7-1　压力头套

当乳房出现水肿时，可以使用弹力绷带减轻水肿（图7-2）。

当女性患者出现会阴部水肿时，可使用弹力裤袜减轻水肿（图7-3）。

当男性患者出现外生殖器水肿时，可通过弹力绷带及弹力带减轻水肿（图7-4）。

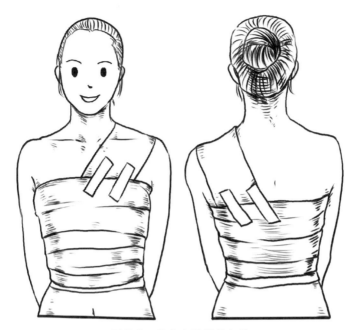

图 7-2　乳房水肿绷带包扎

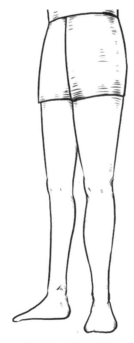

图 7-3　弹力裤袜

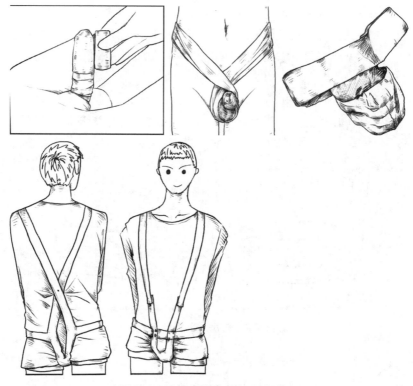

图 7-4　男性患者会阴部压力治疗

五、压力织物的选择

(一)弹力织物的分类

弹力织物根据其弹性特点,分为低延展性弹力织物和高延展性弹力织物。低延展性弹力织物在工作中能施加高压力,促进淋巴液流动,而在休息时则保持低压力,改善血液循环,特别适用于治疗淋巴水肿。相比之下,高延展性弹力织物在静息状态下施加高压力,帮助静脉血液回流,减少静脉曲张和相关不适感,而在工作时则保持低压力,减少对静脉的压力,特别适合需要长时间行走或站立的工作人员。因此,选择合适的弹力织物和使用正确的方法对保持健康至关重要。

(二)弹力织物的种类

低延展性上肢弹力织物包括手套、半掌袖套及腕袖套;下肢包括小腿袜、大腿袜、裤袜等。高延展性上肢弹力织物以半掌袖套和及腕袖套居多。下肢以大腿袜及裤袜居多。

(三)弹力织物的选择

弹力织物的选择是一个极度复杂的过程,它通常由经验丰富的专业医务人员根据患者的治疗情况、年龄、生活方式、运动能力及个人职业状况来决定。对于那些年轻、运动能力较好的下肢水肿患者来说，专业医务人员可能会选择使用 3 级到 4 级压力的低延展性弹力袜。这种弹力袜可以提供足够的支撑和压力，以促进淋巴回流，显著地减轻水肿症状。而对于那些需要预防淋巴水肿发生的患者，专业医务人员可能会推荐使用高延展性的弹力袖套或大腿袜。这些弹力织物具有更高的延展性，能够更好地适应患者的身体形态，从而提供更加个性化的治疗和预防效果。

在这个过程中，专业医务人员还需要细致地考虑患者的水肿情况。例如，对于上肢淋巴水肿的患者，如果水肿只发生在上臂，那么可以采用低延展性的及腕袖套进行治疗和预防。如果水肿已经累及前臂或手掌，那么就应该选择手套和及腕袖套共同作用于患肢。当然，正确地测量也是关键。如果患者肢体的围度在弹力织物围度范围内，佩戴时无不良反应出现，患者即可遵医嘱佩戴。但如果患者肢体围度不与弹力织物围度相符，但又急需佩戴弹力织物，这时只能考虑私人定制产品。

在这个决策过程中，专业医务人员需要充分考虑患者的个体差异以及弹力织物的特性，从而为患者提供最合适的治疗和预防方案。同时，患者也需要积极地配合专业医务人员进行诊断和治疗，以达到最佳的治疗效果。

（四）关于弹力织物的更换

通常来说，弹力织物的使用寿命仅有 6 个月。在这短暂的时间里，弹力织物有可能会因为持续地磨损而失去其有效的压迫效果。如果患者选择持续使用这种弹力织物进行规律性的运动训练，其水肿程度确实会有所减轻，弹力织物可能会逐渐变得宽松，此时，为了确保其效果和性能，更换新的弹力织物是十分必要的。另外，如果发现弹力织物出现破损，同样应及时更换。患者如果观察到自己的水肿情况有复发的趋势，那么，这很有可能是因为弹力织物的压力已经不足所导致的。为了确保弹力织物在日常生活及运动训练中的有效性以及预防水肿的复发，及时更换新的弹力织物是十分必要的。

第五节　功能锻炼

一、功能锻炼的意义

功能锻炼在淋巴水肿综合消肿治疗中扮演着至关重要的角色。在生理条件下，淋巴管主要依靠自主收缩来输送淋巴液，而肌肉收缩、呼吸运动以及动脉的波动等都有助于淋巴液的输送。然而，在病理状态下，淋巴管可能被切断，循环通路受阻或淋巴管的收缩功能不佳，导致淋巴液在管腔内滞留，从而引发

☆ ☆ ☆ ☆

淋巴管的扩张。尽管此时扩张的淋巴管的收缩频率会增加，以尽可能完成受损淋巴系统的功能，但仅靠淋巴管自身的收缩往往不足以恢复受损淋巴系统的全部功能。

有淋巴水肿风险或患有淋巴水肿者锻炼有以下好处：改善肢体灵活性、关节活动度，最重要的是增加淋巴引流和水肿区域的静脉回流，这会减少肢体大小和主观肢体症状。研究表明在运动时和运动后，水肿区域淋巴液和蛋白质的运输增加。还有研究表明在两小时运动中淋巴流动在前 15min 内增加 5 倍，剩余时间内增加 2 ~ 3 倍。除了对淋巴系统有益之外，肌肉活动和腹式呼吸对从四肢返回心脏的静脉血液也产生相当大的影响，这反过来也会对间质空间内的液体管理产生积极的影响，对于下肢淋巴水肿患者来说，静脉回流增加尤为重要。

二、功能锻炼的基本原则

对于淋巴水肿患者来说，功能锻炼是非常重要的一部分，但并没有统一的规则和程式。原则上，功能锻炼应该是循序渐进的，逐步增加运动量和时间。在开始阶段，可以先进行一些较轻的活动，如缓慢的伸展和轻微的体操动作，然后逐渐增加运动量及运动时间。当患者的身体状况逐渐改善后，可以尝试进行一些较轻的抗阻训练，如使用哑铃或沙袋进行肌肉锻炼，以进一步增强肌肉力量和耐力。

三、功能锻炼的方法

功能锻炼可以在日常生活和工作的间隙展开，但必须是在使用弹力绷带或佩戴弹力织物的情况下进行，具体锻炼方法详见本书第 5 章第三节。

四、注意事项

在进行功能锻炼时，应注意以下 4 点。

1. 淋巴水肿患者的身体状况各不相同，因此在进行功能锻炼时，应根据患者的具体情况制订个性化的锻炼计划，避免过度劳累和受伤。

2. 功能锻炼应该以轻柔、缓慢的方式进行，避免剧烈运动和快速的动作，以免加重病情或引起疼痛。

3. 在进行抗阻训练时，应选择适当的重量和次数，逐渐增加重量和难度，但不要过度用力或追求短时间内快速见效。

4. 功能锻炼应该持之以恒，定期进行，以达到良好的效果。同时，患者也应该注意保持良好的生活习惯和心态，以促进身体的恢复和健康。

总之，淋巴水肿患者的功能锻炼应该根据患者的具体情况制订个性化的计划，以轻柔、缓慢的方式进行，逐渐增加运动量和难度，并持之以恒地进行。通过适当的功能锻炼，可以帮助淋巴水肿患者改善身体状况，增强肌肉力量和耐力，提高生活质量。

第六节 常用辅助治疗方法

淋巴水肿综合消肿治疗（CDT）是应用最广泛、效果最确切的淋巴水肿治疗手段，CDT 联合药物治疗疗效更佳，尤其是并发症丹毒、蜂窝织炎，更是以药物治疗为主。近年来，一些新的治疗方法如肌内效贴、中医杵针和间歇性空气波压力治疗仪在淋巴水肿治疗中发挥了重要作用。肌内效贴通过施加适当的压力来刺激肌肉收缩，促进淋巴液流动；中医杵针通过刺激身体的穴位和经络来调节气血和脏腑功能；间歇性空气波压力治疗仪通过周期性地施加空气压力来促进淋巴液循环。这些治疗方法可以单独使用，也可以结合使用，以达到更好的治疗效果。然而，对于不同的患者和病症情况，治疗方法的选择应个体化，并应在专业医务人员的指导下进行。下面简要介绍肌内效贴、中医杵针和间歇性空气波压力治疗仪在淋巴水肿中的应用，然后重点介绍常用辅助治疗药物临床研究进展。

一、肌内效贴在淋巴水肿中的应用

肌内效贴是一种近年来被广泛应用的医疗技术，它通过粘贴皮肤来刺激肌肉和淋巴系统，促进血液循环和淋巴回流，从而减轻水肿和其他相关症状。在淋巴水肿的治疗中，肌内效贴被认为是一种有效的辅助治疗方法。

肌内效贴通过提拉效果和回弹效果来实现将组织液引流到附近的淋巴管和淋巴结来帮助去除水肿。肌内效贴通过对皮肤浅层的提拉，减少组织压力，并开放初始淋巴管，同时也在局部组织主动活动时，进一步产生按摩作用促进淋巴液循环。肌内效贴对肌肉的作用也表现在通过促进肌肉的最大收缩和放松，来提高深部的淋巴管的吸收效率。

在使用肌内效贴之前，需要确保皮肤清洁。皮肤应不油腻、干燥。可以使用酒精喷雾来清洁皮肤。关节部位的贴扎，通常需要通过完全主动或被动地活动，以使周围软组织充分伸展，提供合适的贴扎部位。在实施过程中，首先将肌内效贴锚定点置于渗出液待引流至目标淋巴结附近，然后对其余部分用扇形方式进行以 0～15% 的张力进行拉伸，覆盖在需要被引流的区域。在此过程中，尾部的肌内效贴向锚定点方向产生回弹力，使皮肤表面形成一定的褶皱，这些褶皱不仅增加了局部空间，还降低了组织压力，从而建立了一个有效的通道，将渗出液直接引流至最近的淋巴管。

☆ ☆ ☆ ☆

肌内效贴可以保持 3 ～ 5d，请勿留置超过此时间。在使用后，同一部位皮肤需要休息至少 24h 后再进行贴扎。肌内效贴使用后可正常淋浴，但不要使用沐浴露或肥皂搓洗，洗澡后使用干毛巾吸干其表面水分即可。如果有任何皮肤刺激或过敏不适，应立即轻柔地取下。如需试验是否对肌内效贴过敏，可在治疗区域贴一张无张力的试验肌内效贴并保持 24h，以检测皮肤有无任何刺激不适，如果发生过敏，应禁止使用。

二、中医杵针在淋巴水肿中的应用

中医杵针治疗淋巴水肿是一种有效的治疗方法。淋巴水肿是由于淋巴液回流不畅，导致肢体肿胀的一种慢性疾病。中医认为，淋巴水肿与气血运行不畅有关，因此治疗时需要调理气血，促进淋巴液的循环。

杵针是一种特殊的针灸工具，其构造包括手持处、针柄和针尖。其原理主要是通过刺激经络穴位，调节脏腑功能，改善气血运行，促进淋巴液的循环，从而达到治疗淋巴水肿的目的。具体来说，中医认为淋巴水肿与气血运行不畅、脏腑功能失调有关，因此通过刺激相应的经络穴位和脏腑功能相关的穴位，可以调整气血运行和脏腑功能，改善淋巴液的循环，减轻肢体肿胀的症状。此外，中医杵针治疗还可以调节免疫功能，减轻炎症反应，促进淋巴组织的再生和修复。通过改善局部血液循环和新陈代谢，可以减轻局部疼痛和不适症状，提高患者的生活质量。

使用杵针治疗淋巴水肿时，需要根据患者的病情和体质选择合适的工具。在治疗过程中，医生会运用持杵手法，如执笔法和直握法，使杵针尖接触施术腧穴的皮肤上，然后进行点叩、升降、开阖等手法。通过这些操作，可以调整气血运行，促进淋巴液的循环，从而达到治疗淋巴水肿的目的。

三、间歇性空气压力仪在淋巴水肿中的应用

间歇性空气压力治疗（IPC）可以通过对肢体进行周期性的加压和减压来改善淋巴液的循环，从而减轻淋巴水肿的症状。仪器包括电动空气压力泵和可充气的套筒两个部分。套筒可以做间歇性的充气和排气。套筒一般有多个腔隙，每个腔隙可单独进行充气和放气，每个腔隙还可根据需要更改压力值，以形成从远心端至近心端的梯度压力。这种治疗方法已经被广泛应用于临床实践中，并被证明是一种有效的治疗方式。

（一）IPC 使用禁忌证

1. 深静脉血栓已确诊或未排除的患者　深静脉血栓是一种严重的血管疾病，可能导致肺栓塞等严重后果。如果已经确诊深静脉血栓，或者深静脉血栓未排除，禁止使用 IPC 以保障患者的安全。

2. 皮肤有急性感染的患者　皮肤急性感染可能导致炎症扩散和严重的全身感染。

3. 严重心肾功能不全的患者　严重的心肾功能不全可能导致体内代谢紊乱和器官功能障碍。

4. 肺水肿的患者　肺水肿是指肺部血管内的液体过多积聚，导致肺部通气和换气功能障碍。

5. 确诊有癌性转移的患者　癌性转移是指癌症细胞通过血流或淋巴管转移到身体的其他部位。

（二）IPC 使用注意事项

1. 使用 IPC 进行加压治疗时，患者应该接受专业的医护人员的指导和监督，因为这种治疗需要精确的压力控制和正确的操作方法。患者不应该自行购买仪器并试图自行进行加压治疗，因为这可能会导致不适当的治疗效果，甚至可能对患者的健康造成负面影响。

2. 在治疗过程中，通常采用 30 ~ 60mmHg 的压力进行加压治疗。但是，具体的压力要根据患者的肢体、体形以及水肿的严重程度来确定。对于不同的患者，需要个性化的治疗方案，以确保治疗效果最佳。

3. 每次治疗时间通常在 20 ~ 30min 内，一天可以进行 2 次治疗。这种治疗方式可以有效地改善患者的血液循环，促进水肿的消退，缓解患者的症状。同时，这种治疗方式也相对安全，因为正确的操作方法和适当的治疗压力可以减少并发症的风险。

四、淋巴水肿西药辅助治疗

淋巴水肿综合消肿治疗（CDT）是应用最广泛、效果最确切的淋巴水肿治疗手段，CDT 联合药物治疗疗效更佳。CDT 治疗技术，在全国大部分地区没有开展。药物可及性、使用相对方便，用来缓解淋巴水肿症状成了众多患者无奈的选择。药物治疗淋巴水肿目前尚未有突破性的进展，没有专门针对淋巴水肿的特效药。国内外常用于淋巴水肿临床及临床研究的药物主要有以下 6 类。

（一）利尿剂

利尿剂对 0 期或者 1 期淋巴水肿患者，短期疗效较明显，联合血管保护剂及改善微循环的药物疗效更好。但长期疗效欠佳，且对于出现纤维化、瘢痕的患者，利尿剂效果较差，长期应用利尿剂还可能导致电解质的紊乱，再则水肿肢体大量水分的丢失，造成淤积蛋白质的浓度更高，反过来加重水肿肢体的炎症反应和纤维化病变，因此不主张长时间或单用利尿剂治疗淋巴水肿。淋巴水肿治疗常选用的利尿剂有呋塞米、氢氯噻嗪，一般不用螺内酯，因为有报道螺内酯本身有致癌作用。

☆ ☆ ☆ ☆

1. 呋塞米

【药理作用】呋塞米对水和电解质有排泄的作用，使停留在体内和组织间多余液体从小便排出，短期达到缩小患肢周径，减轻淋巴水肿症状。该药利尿迅速，对急慢性肾衰竭或预防肾衰竭以及慢性充血性心力衰竭的淋巴水肿患者较适宜。

【淋巴水肿临床应用】国外一项研究显示，一名 90 岁女性患者因颅内出血，给予甘露醇和呋塞米联合治疗控制颅内压，同时患者患有难治性左下肢淋巴水肿 20 多年，在接受甘露醇和呋塞米治疗后，患者的下肢淋巴水肿症状明显改善；停用甘露醇和呋塞米后，尽管进行了淋巴水肿综合消肿治疗（CDT）和间歇充气加压治疗（IPC），患者淋巴水肿症状仍在恶化。而恢复了这些药物治疗后，患者淋巴水肿再次改善，说明甘露醇联合呋塞米可以改善难治性淋巴水肿症状。

2. 氢氯噻嗪

【药理作用】氢氯噻嗪对水和电解质排泄的作用，将停留在体内和组织间多余液体从小便排出，短期达到缩小患肢周径，减轻淋巴水肿症状。该药利尿作用温和而持久。

【淋巴水肿临床应用】

（1）南阳市第一人民医院肿瘤科孟玲利等通过对比分析地奥司明、氢氯噻嗪单用及联用对乳腺癌术后淋巴水肿的治疗效果观察得出结果：地奥司明组有效率高于氢氯噻嗪组，地奥司明联合氢氯噻嗪治疗乳腺癌术后淋巴水肿效果更显著。

（2）郑州大学第一附属医院马冬等通过探讨丹红注射液联合氢氯噻嗪对照单用氢氯噻嗪治疗乳腺癌术后患者上肢淋巴水肿的疗效及对生活质量的影响得出结果：两种方法均有效，丹红注射液联合氢氯噻嗪治疗乳腺癌术后患者上肢淋巴水肿具有更好的治疗效果。

（3）德阳市人民医院乳腺外科罗雪探讨地奥司明联合氢氯噻嗪治疗乳腺癌术后上肢淋巴水肿的临床疗效，对照组单服氢氯噻嗪，得出结果：两种方法均有效，虽不会改变患侧上肢 5 点周径，但可缓解临床症状，地奥司明联合氢氯噻嗪治疗乳腺癌术后上肢淋巴水肿的临床疗效更佳。

（二）纤维蛋白溶解药

1. 多磺酸黏多糖乳膏

【药理作用】

（1）多磺酸黏多糖通过作用于血液凝固和纤维蛋白溶解系统而具有抗血栓形成作用。另外，它通过抑制各种参与分解代谢的酶以及影响前列腺素和补体系统而具有抗炎作用。

（2）相关研究提示多磺酸黏多糖可促进合成间叶细胞及细胞间质以保持水

分，加速损伤后血管内膜、淋巴管的修复过程，刺激受损组织和正常结缔组织再生，因而可防止浅表血栓的形成，抑制局部炎性反应发展和加速血肿、水肿的吸收。

【淋巴水肿临床应用】电子科技大学医学院附属肿瘤医院·四川省肿瘤医院淋巴水肿治疗室宋丹丹等通过喜辽妥乳膏联合 CDT 疗法治疗 138 例继发性肢体淋巴水肿的效果观察，结果显示：喜辽妥乳膏联合 CDT 疗法能显著改善 II、III 期患者肢体淋巴水肿的临床症状。

2. 降纤酶

【药理作用】降纤酶是一种蛋白水解酶，能降低纤维蛋白原水平、溶解血栓、抑制血栓形成、改善微循环、抗纤维化。

【淋巴水肿临床应用】刘大海等观察降纤酶在肢体重度淋巴水肿综合治疗中的抗纤维化作用，方法将 107 例重度淋巴水肿患者随机分为两组，对照组 53 例，实验组 54 例，对照组给予包括利尿、改善循环、烘绑及空气压力波常规综合治疗，实验组在此基础上加用降纤酶。4 周后测量患肢缩减率，治疗期间保持血浆纤维蛋白原 > 0.8g/L。结果：对照组缩减率平均值为 45%，实验组缩减率平均值 63%，对照组显效率为 30.2%，实验组显效率为 46.2%。结论：加用降纤酶的实验组疗效较对照组明显提高，降纤酶有助于抗纤维化治疗。

（三）作用于血管，改善微循环的药物

1. 地奥司明

【药理作用】本品为增强静脉张力性药物和血管保护剂。

（1）药理学：药物以下列方式对静脉血管系统发挥其活性作用。

①降低静脉扩张性和静脉血淤滞。

②在微循环系统，使毛细血管壁渗透能力正常化并增强其抵抗性。

（2）临床药理学：在人体，采用双盲对照研究方法，验证和定量显示药物对静脉血流动力学的作用，结果表明其具有下述药理学特征。

①剂量 - 效应关系：采用测量静脉体积描记法的参数包括容量、扩张性和排空速率，已经确定其具有统计学意义的剂量 - 效应之量效关系。服用 2 片可得到最佳量效比值。

②静脉张力性作用：本品能增强静脉张力，采用水银张力计测定静脉闭塞体积描记法，参数的变化显示了其排空速率降低。

③微循环作用：对患毛细血管脆性症的患者，进行双盲对照研究，用血管张力测量法测量其脆性变化，结果表明本品改善毛细血管脆性的作用和安慰剂之间的差异有统计学意义。

（3）临床试验：双盲安慰剂对照试验证实了本品在静脉学方面的活性作用，对治疗慢性下肢静脉功能不全（功能性和器质性者）的治疗作用。

☆ ☆ ☆ ☆

【淋巴水肿临床应用】北京大学第三医院延庆医院桑畅野等观察综合消肿治疗（CDT）联合地奥司明对乳腺癌根治术后并发淋巴水肿的治疗效果，结果显示：CDT 联合地奥司明可有效治疗乳腺癌根治术后淋巴水肿，促进患侧肢体功能恢复。

2. 七叶皂苷

【药理作用】

（1）降低血管通透性：对血清中的溶酶体活性具有明显的抑制作用。能稳定溶酶体膜，阻碍蛋白酶的代谢，降低毛细血管的通透性，对抗渗出，从而减少静脉性充血，减轻组织肿胀，缩小肿胀的周径，减少栓塞的体积，达到预防和治疗静脉性水肿、组织水肿的作用。

（2）增加静脉回流，减轻静脉淤血症状：七叶皂苷钠可作用于血管内皮细胞感受器，引起静脉收缩，增加静脉回流量，改善淤血症状如肢体肿胀、疼痛、瘙痒、疲劳和沉重感等，同时还能明显降低血液黏稠度。

（3）增强血管弹性，增加血管张力：通过抑制血液中蛋白酶的作用，使静脉壁糖蛋白胶原纤维不受破坏，恢复静脉的强度及弹性。

（4）复方七叶皂苷凝胶中七叶皂苷钠具有以下作用：抗组织水肿、促进血液循环、减少血管通透性、防止组织内水分存积和消除局部水肿引起的沉重感。二乙胺水杨酸可增强抗炎作用，并有镇痛作用。

【淋巴水肿临床应用】吉林大学中日联谊医院淋巴血管外科李孟垚研究了七叶皂苷在防治淋巴水肿中的作用，同时进一步研究了 AQP-4 在内皮细胞炎症损伤及炎症相关淋巴水肿中的表达变化，结果显示：①七叶皂苷钠能明显缓解及治疗炎症相关淋巴水肿，并改变其进程。② AQP-4 在炎症损伤及炎症相关淋巴水肿发生过程中有重要作用，它很可能是七叶皂苷钠抑制炎症相关淋巴水肿的一个重要靶点。

3. 迈之灵

【药理作用】

（1）降低血管通透性：对血清中的溶酶体活性具有明显的抑制作用，稳定溶酶体膜，阻碍蛋白酶的代谢，降低毛细血管的通透性，减少渗出，防治组织肿胀、静脉性水肿。

（2）增加静脉回流，减轻静脉淤血症状：可作用于血管内皮细胞感受器，引起静脉收缩，增加静脉壁的弹性和张力，提高血管壁的强度，增加静脉血液的回流速度，减少静脉容积，降低静脉压，缓解静脉淤滞症状。

（3）增加血管弹性和张力：通过抑制血液中蛋白酶的作用，使静脉中糖蛋白胶原纤维不受破坏，逐渐恢复静脉的正常胶原含量和结构，使其弹性和收缩性趋于正常，防治静脉曲张。

☆ ☆ ☆ ☆

【淋巴水肿临床应用】

（1）西南医科大学附属医院侯瑶通过基于"络病"理论探究通络消肿方联合迈之灵片治疗宫颈癌术后下肢淋巴水肿的临床疗效研究，对照组在功能锻炼的基础上口服迈之灵片，观察组在对照组的基础上联合自拟通络消肿方治疗，疗程为 21d。结果显示：两组均能缩小下肢肢体的周径，在改善主观感受方面，本研究结果显示，两组均能够减轻患者在沉重感、肿胀感、麻木感、感染、肢体功能障碍等方面的主观不适症状，并且观察组改善沉重感、肿胀感、肢体功能障碍的疗效更佳，但在改善麻木、感染方面两组疗效差异无统计学意义。

（2）河北省石家庄市中医院李军观察中药热奄包联合迈之灵治疗慢性下肢淋巴水肿的临床疗效，分为对照组与治疗组，2 组均给予迈之灵口服，治疗组加用中药热奄包治疗，2 组均治疗 14d。结果显示：治疗后 2 组下肢周径差值、症状积分均较治疗前明显降低，下肢静脉反流时间均较治疗前明显缩短，且治疗组各指标改善情况均明显优于对照组。治疗组有轻度不良反应发生，未经处理自行好转。结论中药热奄包联合迈之灵治疗慢性下肢淋巴水肿的疗效明显优于单用迈之灵治疗。

（四）非甾体抗炎药

酮洛芬

【药理作用】白三烯 B4（LTB4）是炎症脂质介质和花生四烯酸的代谢物。Rockson 等研究表明，LTB4 在淋巴管生成中有双重作用，低浓度的 LTB4 可促进淋巴管生成，高浓度的 LTB4 则抑制 Notch 信号通路，影响淋巴管生成。酮洛芬是一种作用于花生四烯酸代谢的非甾体抗炎药。Rockson 等在实验中发现，酮洛芬是由于抑制 5-LO 途径产生的 LTB4，从而逆转水肿并重建淋巴功能。

【淋巴水肿临床应用】酮洛芬口服时不良反应较多，在治疗淋巴水肿时，可选外用凝胶，以减少药物的不良反应，适合淋巴水肿伴疼痛时短期使用，但缺乏相关临床应用的研究。

（五）α- 苯并吡喃酮

香豆素类 成分是一类具有 α- 苯并吡喃酮母核的天然产物的总称，香豆素类药物包括双香豆素、双香豆素乙酯、醋硝香豆素、华法林等一类抗凝血药。

【药理作用】据报道，α- 苯并吡喃酮（香豆素）可激活巨噬细胞的蛋白水解活性，降低高浓度的间质蛋白，从而减少肿胀、纤维化和慢性炎症，控制细菌和真菌感染。

【淋巴水肿临床应用】Loprinzi 等在一项纳入 140 例淋巴水肿的大型研究称在减少肢体周径和缓解症状，香豆素和安慰剂并无差异，且在持续 6 个月，每天 200mg 的香豆素，治疗后有 6% 的患者出现肝损伤。近年来国内没有专业医疗机构应用香豆素类治疗淋巴水肿的研究报道。

☆ ☆ ☆ ☆

（六）免疫抑制剂

1. 他克莫司

【药理作用】他克莫司通过抑制激活 T 细胞（NFAT）信号的核因子，减少炎症细胞因子表达，降低软组织厚度，增加淋巴管生成和改善淋巴功能。

【淋巴水肿临床应用】他克莫司需要在配备有充足实验设备和专业人员的条件下监测使用，不良反应多，尤其是肿瘤患者，目前在国内没有开展用于治疗淋巴水肿的临床研究。

2. 西罗莫司（雷帕霉素）

【药理作用】雷帕霉素对合并原发性淋巴水肿的淋巴管畸形，尤其是新生儿和儿童的治疗，只在国内少数儿童医疗中心开展，治疗的依据和临床疗效还不明。

【淋巴水肿临床应用】

（1）广州市妇女儿童医疗中心口腔颌面外科，通过收治的外科手术联合口服西罗莫司治疗口腔颌面部淋巴管畸形（LM）患儿共 15 例疗效观察，结论是：西罗莫司可作为气道高风险的头颈部 LM 患儿的治疗选择；该药物治疗 LM 有局限性，需要联合其他治疗以提高治疗效果；对于无明显症状的微囊型 LM，西罗莫司不作为首选推荐。

（2）四川大学华西医院小儿外科通过 159 例卡波西样血管内皮瘤（KHE）伴慢性淋巴水肿的临床特征、风险评估与治疗临床研究，其中结论之一是：慢性淋巴水肿是 KHE 可能会并发的长期后遗症，KHE 患儿的慢性淋巴水肿似乎是不可逆的，并且西罗莫司的治疗对于慢性淋巴水肿可能无效。

另外，生物医药如血管（非血管）内皮生长因子方面也有研究，认为可预防和治疗淋巴水肿，但多在临床前实验阶段，少数含有促进肿瘤进展的风险。由此可见，目前尚无治疗淋巴水肿的特效药，药物治疗可作为淋巴水肿辅助治疗，如联合 CDT 治疗会取得更好的效果。

五、淋巴水肿并发症药物治疗

外周淋巴水肿的常见并发症淋巴管炎（丹毒）和蜂窝织炎，一旦发生应该尽早采用抗生素治疗，暂停 CDT 治疗，以药物治疗为主。典型的感染体征包括红斑、疼痛、高热，少数甚至会出现感染性休克，使用抗生素可预防和减少感染并发症，使用前还需做抗菌药物药敏检测，真菌感染通过抗真菌药物进行治疗，感染患肢皮肤涂抹抗生素抗真菌霜剂有助于治疗和预防感染。

（一）淋巴管炎（丹毒）药物治疗

淋巴管炎（lymphangitis）是指由于病原体（最主要的病原体为溶血性链球菌和金黄色葡萄球菌）通过皮肤或黏膜处细微的损伤而侵入感染淋巴管所致，病菌侵入淋巴管后，则可快速进展，沿着淋巴管向外蔓延。急性淋巴管炎如果反复发作或存在慢性感染源，可能会进展为慢性淋巴管炎。本病多见于四肢，尤其好发于下肢，表现为伤口近侧出现一条或多条红线，局部硬肿并有压痛，可伴有发热、恶寒、乏力等全身症状。经过及时有效的治疗，一般预后良好。

【治疗原则】若患有原发感染，如疖、急性蜂窝织炎等需要积极治疗原发病灶；若未形成脓肿，可先行抗生素治疗，一般疗效较明显；如已形成脓肿，必要时可行手术治疗。

【药物治疗】

1. **系统治疗**　未形成脓肿时，一般先行抗生素治疗，常应用 β- 内酰胺类（如青霉素、头孢菌素类）或磺胺类药物，必要时以药敏试验精准选择抗生素。一般用药 2 ～ 3d 后体温常可恢复正常，但患者仍需持续用药 2 周左右防止复发。

2. **局部治疗**　可用硫酸镁、呋喃西林溶液湿敷或依沙吖啶溶液冷敷，并外用抗生素软膏（如莫匹罗星软膏），有助于缓解症状。

（二）蜂窝织炎药物治疗

蜂窝织炎（cellulitis）是主要由溶血性链球菌或金黄色葡萄球菌，以及少量大肠埃希菌或其他型链球菌感染引起的皮下、筋膜下、肌间隙或深部蜂窝组织的弥漫性化脓性感染。也可由局部化脓性感染直接扩散或经淋巴、血液传播而发生，可引起广泛组织坏死，甚至引发脓毒症，危及生命。

【治疗原则】蜂窝织炎一经确诊，即给予足量抗生素全身治疗可控制疾病进展。寻找潜在的易感因素，并进行治疗以防止复发。该病治疗以药物治疗为主，化脓的患者需要切开引流。

【对症治疗】医生根据患者情况，改善全身状态和维持内环境的稳定，高热时给予物理降温，进食困难者输液维持营养和体液平衡，呼吸急促时给予吸氧等辅助通气。

【药物治疗】

1. **系统治疗**　原则为早期、足量、高效的抗生素治疗，可减缓全身症状、控制炎症蔓延并防止复发。

（1）首选药物为青霉素或头孢菌素类抗生素。

（2）疑有厌氧菌感染时加用硝基咪唑类抗生素。如甲硝唑、奥硝唑、替硝唑等。

（3）根据临床治疗效果或细菌培养与药物敏感试验结果调整用药。

2. **局部治疗**

（1）外用药物治疗可用 25% ～ 50% 硫酸镁、75% 酒精、0.5% 络合碘或 0.5% 呋喃西林液湿敷，并外用抗生素软膏（如莫匹罗星软膏等）。也可敷贴黄金散、鱼石脂膏等。

（2）产气性皮下蜂窝织炎伤口可用 3% 过氧化氢液冲洗等。

六、常见肿瘤相关淋巴水肿中医药康复治疗

目前，淋巴水肿尚不能根治，应用最广泛、效果最确切治疗手段是淋巴水肿综合消肿治疗（CDT），但需长期的甚至是终生的维护，避免发生丹毒和蜂窝织炎等并发症以及进一步发展成不可逆的象皮肿。我国淋巴水肿的专业医疗人员短缺，开展这项诊疗技术的医疗机构较少，因没有条件行 CDT，药物治疗成了众多患者无奈的选择，临床实践中 CDT 配合药物治疗效果更佳。西药治疗淋巴水肿尚未有突破性的进展，没有特效药，中医药治疗淋巴水肿可发挥多环节、多途径的优势，疗效明显，不良反应少，可有效缓解症状、抑制病情的进展。

（一）从中医学的角度认识肿瘤相关淋巴水肿病因病机

1. **手术导致经络不通、津液运行受阻**　人体循环系统包含血液系统和淋巴系统两部分。淋巴系统存在浅、深两层淋巴回流系统，手术切断或结扎一组或几组淋巴管时，一旦滞留在组织间的组织液或淋巴管的淋巴液超过代偿负荷，即发生淋巴水肿。中医认为是手术损伤经脉（现代医学的淋巴管、血管），经络不通，造成津液（现代医学的淋巴液和组织液）运行不畅，是形成淋巴水肿直接病因。手术耗气失血，术后患者常气血两虚，也是加重水肿的重要因素，因为淋巴水肿属于中医"水肿"范畴，中医的水肿主要是津液代谢失调，停于肌肤。而津液的输布和排泄要依靠脾的转输、肺的宣降、肾的蒸腾气化、三焦的通道来维持津液代谢平衡。可见，淋巴循环维持正常代谢，与中医的脾、肺、肾、三焦关系密切，其中"诸湿肿满，皆属于脾"，脾运化失调是淋巴水肿发生的基础条件。

2. **化疗导致脾肾两虚、循环障碍**　紫杉醇类化疗药物使毛细血管、淋巴管发生异常，间质内蛋白质进行性积聚从而使细胞外液比例增加，同时还能通过影响 VEGF 分子家族成员抑制新生淋巴管形成。紫杉醇类联合铂类化疗药物在妇科、乳腺、头颈等恶性肿瘤中大量使用，主要副作用：骨髓抑制，髓为肾所主，易伤中医的肾；严重的消化道反应，易伤中医的脾；心脏毒性，造成心动过缓、传导阻滞等循环障碍，造成中医的血瘀、血虚，中医认为"血不利则为水"。

3. **放疗火毒损伤经脉、痰血瘀阻**　放疗过程中可导致放射野内的静脉和淋巴管变形、管内津液、血液黏稠，肌肉纤维化（组织变硬），淋巴管与静脉又因肌肉纤维化而受到压迫，对淋巴回流造成影响。中医认为放射性的杀伤作用是一种"火热毒邪"，火热灼津、阴伤气耗、损络脉、痰瘀毒互结，会影响津液输布，会诱发或加重水肿。

4. **根本病机在于癌毒**　恶性肿瘤淋巴结转移是一类比较特殊的外周淋巴水肿，常见于腹股沟、髂、腋窝和锁骨上淋巴结的转移性占位，以及淋巴瘤等恶性病变，由此引发的淋巴水肿进展较快。淋巴管是肿瘤细胞转移的重要通道之

☆ ☆ ☆ ☆

一，淋巴系统本是人体重要免疫器官，当人体免疫功能正常时，淋巴液载有的肿瘤细胞会被淋巴结过滤掉，肿瘤患者淋巴系统常被破坏，淋巴结无法除去肿瘤细胞，它们易留于淋巴管内聚集成痞块，进一步阻碍淋巴液回流，中医将淋巴水肿归于"水肿"范畴，但不同于传统意义上水肿责之于肺、脾、肾三脏功能失调，此病根本病机在于癌毒。喻嘉言《医门法律》云："凡有癥瘕、积块、痞块，即为胀病之根。"癌毒留结机体日久，加之手术损伤势必消减人体正气，一方面气虚直接导致水液不能气化而停滞，溢于肌肤而生水肿；另一方面，气虚无力推动血行为瘀，又"血不利则为水"，瘀血使得脉道不利，津液输布失职，阻于脏腑经络则发为水肿，也有久瘀化火以及湿热壅盛等症状，故曰"气水血三者，病常相因"。

综上所述，中医认为恶性肿瘤相关淋巴水肿的根本病机在于癌毒，直接病因是经络受损或不通、津液输布失调，间接病因是气虚、气滞、痰血瘀结以及瘀久化火、湿热壅盛等。

（二）恶性肿瘤相关淋巴水肿中医辨证论治

中医治疗肿瘤常采用"辨病—辨证—辨症"的"三位一体"法，即"以病为本，以证为纲，病证结合，佐以对症"。"淋巴水肿"这个症是患者亟待解决的矛盾。"病""症"均已明确，在进行针对性治疗时应辨证论治，即根据辨证的结果，确定相应治疗方法，继而选择合适的药物。现代中医对恶性肿瘤相关淋巴水肿辨证分型尚不统一，大致归纳为脾虚湿蕴型、气虚血瘀型、湿热壅盛型、脾肾两虚型、气虚毒结型、气滞血瘀型等。目前多数医家从虚、湿、痰、瘀、毒几个方面治疗，提出补脾益肺肾、化痰、活血祛瘀、通络、利湿、解毒（含癌毒）等治法，临床常见多病因致病，多种治法联用。从用药途径又分为内服和外用两种方法。

目前中医辨证施治标准不统一，为方便理解，参照国内淋巴水肿诊断分期标准进行编写，它是按照肢体水肿以及组织纤维化程度分期的。

1. Ⅰ期肿瘤相关淋巴水肿

【临床表现】Ⅰ期是可逆性的淋巴水肿，凹陷性水肿，减少活动休息后，水肿大部分或全部消退。

【辨证论治】Ⅰ期以肿瘤治疗造成的经络受损，淋巴液、血液运行受阻，水湿停留、脾运化失调、三焦气化失司，浊邪初成，痰、瘀未结成块，此期病理特点以"浊"为主，可采用健脾利水渗湿、温阳化气为主，舒筋活血、芳香化浊为辅的治疗方法。

【内治方药】水湿偏重者选用方剂如五苓散、五皮散加减；脾虚明显者可用苓桂术甘汤加减；阳虚偏重者可用真五汤加减。气虚者加黄芪，以补气升阳、利水消肿，还可增加顺铂抗肿瘤作用、降低毒副作用，提高免疫力，起到抗肿

☆ ☆ ☆ ☆

瘤作用；湿重加薏苡仁，增加健脾祛湿、抗肿瘤作用；上肢加桂枝，引药上行、温经通阳化水，下肢加牛膝，引药下行、祛瘀、强筋骨；常配伍丹参养血活血、鸡血藤行血补血、舒筋活络，二者均有抗肿瘤作用；适当配以芳香化湿醒脾的苍术、木香、佩兰等。此病根本病机在于癌毒，利水渗湿药、常用的五苓散其中的猪苓、茯苓、白术均有抗肿瘤，起到标本兼治的作用。

【外治】推荐使用淋巴水肿综合消肿治疗（CDT）。

【临床研究与应用】

（1）陕西中医药大学附属医院妇科观察五苓散合五皮饮内服外用联合徒手按摩、中药外敷综合治疗妇科癌症根治术后下肢淋巴水肿 85 例治疗效果。结果：五苓散合五皮饮加减内服、直肠滴入配合徒手推拿、中药外敷综合治疗妇科癌症根治术下肢淋巴水肿的效果确切。

（2）中国中医科学院广安门医院、北京中医药大学研究生学院吴静远等提出乳腺癌相关淋巴水肿与脾、三焦有关，治疗上健脾利湿、恢复三焦气化功能健脾为中心，推荐五苓散治三焦水道，同时强调益气温阳利水的黄芪配伍当归、牛膝以及根据患者实际情况辨证加减予行气活血药，可起到温阳利水、温通经络等作用。

Ⅰ期肿瘤相关淋巴水肿是可逆的，是淋巴水肿治疗的黄金时期，内服辨证使用健脾、利水渗湿、温阳化气兼顾抗肿瘤的方药，配合 CDT 治疗，一般会控制病情进一步发展。

2. Ⅱ期肿瘤相关淋巴水肿

【临床表现】Ⅱ期水肿已经不能自行消退，因结缔组织增生，致使水肿区质地不再柔软，凹陷性水肿逐渐消失。

【辨证论治】Ⅱ期病程较长，停留在组织间隙的组织液含有大量的小分子蛋白质因在炎症等条件下部分凝固生成中医的"痰"，淋巴管中的淋巴液、血管中的血液运行不畅，逐渐变黏稠，造成水湿停留和一定程度的痰瘀互结，涉及脾肺肾功能减退。治疗以健脾利湿、补气活血、舒筋通络为主。

【内治方药】与Ⅰ期内治方药相近，不同点在于：必须在健脾利湿时配伍活血化瘀、强筋、舒筋通络兼顾抗肿瘤的药物如丹参、鸡血藤、益母草、姜黄、郁金等，活血化瘀的药物要具有抗肿瘤的作用，因为该病的基础病因是肿瘤，有研究表明单纯活血化瘀有促进肿瘤转移的作用。另外还要根据患者的个体差异进行补脾益肺温肾等辨证治疗。

【外治】推荐 CDT 联合中药外敷或熏洗。中药外用历史悠久，外用方法包括：贴敷、涂擦、浸泡、熏蒸等，药方众多，例如：

（1）黄硝膏由大黄、芒硝（各 50g）磨成粉末状，用凡士林（按照 2∶1 的比例）调成糊状，用纱布袋包装，可在药袋上加放热水袋（维持 35℃），湿敷在患侧腹股沟或患肢，每次 60min，每日外敷 3 次；或直接涂抹于患肢皮肤，每日 3 次，2 周为 1 个疗程，连续敷用 3 个疗程。其中大黄、一般用熟大黄，偏寒重用酒大黄，偏热重用生大黄，还可以加 3g 冰片，增强药物皮肤吸收。芒硝药理作用研究表明有促进淋巴回流。大黄有改善微循环、抗菌消炎，即中医活血化瘀、清热解毒，适宜的炮制，寒症、热症均可使用。

（2）张洁文加味金黄膏用苍术、黄柏、厚朴、陈皮、胆南星、天花粉、大黄、姜黄、白芷等组成，可改善患肢肿胀、肢体麻木。

（3）高城闻采用紫苏子、莱菔子、白芥子、吴茱萸组成的四子散热敷在患者病患部位，亦能达到化浊祛腐、通气消肿的功效。

【临床研究与应用】

（1）辽宁中医药大学通过 3730 例乳腺癌术后淋巴水肿患者应用中药或联合其他疗法的 Meta 分析，推荐治疗乳腺癌术后淋巴水肿的中药可以在五苓散与苓桂术甘汤为基础上应用黄芪、当归、甘草、桂枝、川芎、红花、桑枝、泽泻、白术、鸡血藤这些中药，依据辨证论治进行化裁在临床上可以起到显著的疗效。

（2）辽宁中医药大学附属第二医院研究综合消肿治疗联合中药外治法治疗恶性肿瘤术后下肢淋巴水肿的临床疗效，结果：应用综合消肿治疗技术联合中药外治法治疗恶性肿瘤术后下肢淋巴水肿，超声显像评估观察指标及临床症状均明显改善，临床疗效可靠。

3. Ⅲ期、Ⅳ期肿瘤相关淋巴水肿

【临床表现】Ⅲ期肿胀的肢体体积显著增加，组织由软变硬，纤维化明显，皮肤发生过度角化，生长乳突状瘤；Ⅳ期象皮肿，是晚期下肢淋巴水肿的特征性表现，皮肤增厚角化，肢体异常增粗，粗糙呈大象腿样改变，尤其以远端肢体较为明显。

【辨证论治】Ⅲ期、Ⅳ期肿瘤相关淋巴水肿血液、淋巴液循环障碍、炎症反应、脂质代谢紊乱、组织纤维化增生均属中医"痰瘀"范畴。病程日久津液壅滞，痰瘀互结，毒邪尤在。痰瘀之成，非一朝一夕，宿邪宜缓攻；攻补兼施，时时顾护正气；本病根本病机是癌毒，化痰祛瘀首选兼有抗肿瘤作用的化痰祛瘀药物。治疗以化痰、祛瘀、通络、软坚散结为要，兼顾健脾利湿、补肺温肾，标本兼治。当痰、血、毒瘀久化火，生成丹毒或蜂窝织炎，传变迅速，内可攻击脏腑，危及生命，当及时祛邪解毒为主。

【内治方药】痰瘀互结，以化痰消瘀为主，临床常用二陈汤、四物汤、四君子汤作为基本方进行加减施治；软坚散结可用海藻玉壶汤加减；祛邪解毒、涤垢化沖，热毒壅盛以四妙勇安汤为底方进行加减，相关药理学研究显示，四妙勇安汤能够抑制炎症因子释放，降低血清中 TNF-α、纤维蛋白原、D- 二聚体及 TC 水平，具有抗炎、降脂、改善血液、淋巴液循环等作用。热毒壅聚，气滞血瘀，可用仙方活命饮加减。

【外治】推荐 CDT 联合中药外敷或熏洗。外用方法包括：贴敷、涂擦、浸泡、熏蒸等，方药众多，例如：中药熏蒸可通过药物的局部渗透来促进血液循环以及局部炎症渗出物的消散与吸收，使肌肉松弛、血管扩张，从而缓解临床症状。此外，中药熏蒸可加速淋巴管侧支循环的建立，减轻局部组织的细胞浸润，增强局部免疫力，从而加强组织抗感染能力，减轻淋巴管负担，有利于淋巴回流恢复。

【临床研究与应用】

（1）辽宁中医药大学附属第二医院、中国医科大学附属盛京医院中药内服外治联合淋巴引流技术治疗中老年恶性肿瘤术后下肢淋巴水肿临床疗效研究。中药内服，以阳气亏虚，脉络损伤，血瘀痰凝为基本病机，采取温阳利水、调畅气血，化瘀通络的作用、祛痰化湿治疗。

方药组成：附子 10g、当归 10g、川芎 10g、白芍 12g、熟地黄 12g、桃仁 12g、红花 9g、半夏 15g、茯苓 20g、枳壳 15g、芒硝 5g，每日 1 剂，水煎 2 次，取汁 200ml，分 2 次口服，起到温经通脉，调畅气血，化痰通络的作用。并在手足三阳经，四肢循行处及足太阳膀胱经背部循行处，予以中药藤疗治疗，藤疗处方如下：生黄芪 30g、黄芩 10g、桑枝 20g、红花 10g、赤芍 12g、当归 12g、川芎 10g、丹参 20g、地龙 10g、泽泻 10g、牛膝 10g、葛根 20g、秦艽 10g、甘草 6g、蒲公英 10g。每日 1 剂，水煎取汁 200 ml，早晚熏洗，20d 为 1 个疗程，共治疗 2 个疗程。

结论：中药内服外治联合淋巴引流技术治疗恶性肿瘤下肢淋巴水肿的临床疗效确切。

（2）上海中医药大学附属第七人民医院分析中药湿热敷联合穴位按摩在中重度乳腺癌术后上肢淋巴水肿患者中的应用效果。中药湿热敷所用外敷方由上海市名老中医叶景华拟定，药方以祛湿化瘀为主、补气调血为辅。

方药组成：伸筋草、透骨草、络石藤、续断、王不留行各 150g 及乳香、蛇六谷各 300g，熬制成汤剂，每份汤剂约为 200ml。中药湿热敷操作流程如下：将药剂放入医用恒温水箱设置恒定温度为 40℃，约加热 15min 后药液即可达到40℃；将 5 块大小为 20cm×30cm 的医用纱布完全浸入药液中备用；暴露患肢，将 5 块医用纱布分别置于上肢肿胀处及相关穴位（取穴为肩髃穴、曲池穴、内关穴、合谷穴、丰隆穴）处，湿敷持续时间为 15min。以上操作结束后给予穴位按摩。穴位按摩的方法是用拇指施力于穴位上，向下施力，然后缓缓沿顺时针或逆时针方向交替按揉，使被按摩部位有酸、麻、胀、痛等感觉为宜，每次持续 3～5min。

结论：通过中药湿热敷联合穴位按摩对中重度乳腺癌术后上肢淋巴水肿患

者进行干预，可以有效缓解患者患肢肿胀、增加上肢功能活动度及减轻相应症状。

第七节　CDT 效果评价及不良事件管理

一、CDT 的效果评价

在 20 世纪 50 年代至 60 年代，淋巴水肿的治疗效果主要是通过水置换法来进行测量评定。然而，随着科技的不断发展，现如今，淋巴水肿的治疗效果的评定已经进入了新的阶段，使用淋巴水肿扫描仪进行测定，以更加精准地评估治疗效果并制定更加有效的治疗方案。

1. 水置换法　是一种测量物体体积变化的方法，其原理是将物体置于盛有水的容器中，当物体浸入水中时，它会置换出与自己体积相等的水的容积。通过将患肢放置在盛有水的具有容积刻度的桶内，可以观察到水容积的变化，从而判断肢体体积的变化。这种方法被认为是测量患肢体积的"金标准"，尤其适用于观察手部和足部的水肿变化。然而，由于其实用性不强，该方法在实际应用中受到了一定的限制。

2. 测量患肢的周径　此方法应用广泛，实施简便，受到广大医疗工作者的青睐。在操作规范的情况下，其结果可靠可信，可以为诊断和治疗提供重要依据。测量周径的方法可分为两种，一种是等距测量，即使用标尺等工具，在患肢的相同部位进行测量，比较测量结果的变化；另一种是骨性标志测量，这种方法需要找到患肢上的特定骨性标志，如关节、骨突等，然后进行测量。通过这两种方法，可以更准确地了解患肢的情况。

3. 多频生物电阻抗分析法　该方法基于测定机体对高频、低能量的电子流阻抗，以计算体内水分含量。这种方法能直接观察组织水分、体内脂肪与肌肉含量的变化，从而更准确地反映治疗效果。

4. 影像学检查　磁共振检查可以清晰地显示出组织中的水分，包括水肿的部位、范围和程度。同时，我们还可以观察并比较水肿组织中脂肪沉积和纤维化等病理改变。因此，我们可以在治疗前后进行 MRI 扫描，以对比治疗前后的水分聚集程度、皮下组织层厚度以及脂肪沉积的变化，从而判断治疗效果。

5. 皮肤纤维化测量仪测定　皮肤纤维化是淋巴水肿的体征之一，随着病情发展，皮肤和皮下组织通常会增厚变硬。皮肤纤维化的诊断和测量对淋巴水肿的病理生理学评估具有重要价值。近期研发的皮肤纤维化测量仪是一种评估皮肤硬度的新型设备，它可以反映皮肤纤维化的存在及严重程度，从而评估淋巴水肿的治疗效果。

☆ ☆ ☆ ☆

6. 淋巴水肿扫描仪（Delfin，kuopio，芬兰） 是一种新近研发的设备，采用组织电介质常数测量技术评估局部和区域性水肿。作为一种无创、定量的检测方法，该设备具有高灵敏度，适用于早期淋巴水肿的检测以及浅表淋巴水肿含水量的测量。

7. 感染发生频率和程度变化的测定 在大多数淋巴水肿病例中，都会伴随不同程度的丹毒和蜂窝织炎。由于淋巴液回流受阻，组织中的外来微生物无法被及时清除，从而成为潜在的感染源。同时，淤滞的淋巴液还为细菌提供了适宜的生长环境。当机体抵抗力下降时，感染极易发生。因此，观察感染发生的频率和程度是评估淋巴水肿治疗效果的重要指标。

二、CDT 治疗中不良事件的管理

淋巴水肿对患者的生活质量和健康状况产生了极大的影响。为了有效地治疗淋巴水肿，淋巴水肿综合消肿治疗（CDT）被广泛认为是最为有效的治疗方法之一。然而，在治疗过程中，不良事件的发生也是不可避免的。因此，对 CDT 中的不良事件进行管理是至关重要的。

1. 皮肤过敏 在治疗过程中，由于机械压迫或直接接触弹力织物等原因，患者的皮肤可能会出现损伤，其中皮肤过敏最为常见。皮肤过敏可能会出现瘙痒、红肿、疼痛等症状，影响患者的正常生活和工作。针对皮肤过敏，通常会给予一些外涂的抗过敏药物，以减轻患者的症状。除了药物治疗，患者还可以采取一些自我护理措施来缓解皮肤过敏的症状。例如，保持皮肤清洁、避免接触过敏原、避免过度搔抓等。同时充足的睡眠和适当的运动可以增强身体的免疫力，有助于缓解皮肤过敏的症状。

2. 机械压迫 在治疗过程中，由于机械压迫的原因，患者的皮肤可能会出现损伤。机械压迫可能会导致皮肤缺血、缺氧，进而影响皮肤的正常代谢和功能。为了缓解机械压迫引起的皮肤损伤，患者需要在治疗过程中避免长时间保持同一姿势，并适当活动身体。

3. 感 染 由于淋巴水肿患者的皮肤免疫系统较弱，容易受到外界细菌和病毒的侵袭，因此感染是淋巴水肿综合消肿治疗中常见的不良事件之一。感染不仅会加重患者的病情，还会增加治疗难度和患者的痛苦。因此，淋巴水肿综合消肿治疗中需要特别注意预防感染。如果患者出现感染症状，需要立即停止 CDT 治疗并及时就医，接受抗感染治疗。同时，患者还需要注意个人卫生，勤洗手、换衣等，避免细菌和病毒的传播。

4. 疼 痛 由于治疗过程中可能需要对患者的患肢进行加压包扎，因此可能会导致疼痛等不适症状。为了确保患者的舒适度和减轻疼痛，首先考虑是否进行规范性的绷带包扎。同时根据患者的疼痛程度和反应，及时调整绷带的松紧度和压力，以最大限度地减轻患者的疼痛和不适。

5. 心理问题　由于淋巴水肿是一种不能被根治的慢性进行性疾病，患者需要接受长期的 CDT 治疗来减轻水肿堆积和缓解症状，这给患者及其家属带来了极大的心理负担。这种负担可能导致患者产生焦虑、抑郁等不良情绪，影响其日常生活和工作。因此，对于淋巴水肿患者，除了需要提供必要的医疗支持外，还应重视他们的心理健康问题，给予适当的心理辅导和治疗。心理辅导和治疗对于淋巴水肿患者来说非常重要。通过专业的心理辅导，可以帮助患者更好地理解自己的情绪和行为，并学会如何应对疾病带来的压力和挑战。此外，心理治疗还可以帮助患者增强自信心和积极性，提高生活质量。

第 8 章

常见肿瘤相关淋巴水肿的康复治疗方案

　　乳腺癌是全球常见的恶性肿瘤，亦是中国女性最常见的恶性肿瘤，发病率位居中国女性恶性肿瘤首位，已成为威胁女性健康的主要疾病，且呈年轻化趋势。手术是乳腺癌治疗的主要手段之一，但术后会引起患侧上肢淋巴水肿、肩关节活动障碍、腋网综合征等并发症，诱发上肢肿胀、沉重、疼痛等，会严重影响患侧肢体运动功能及生活质量。术后早期筛查淋巴水肿发生风险、肩关节障碍、腋网综合征，采取干预措施，以促进患者康复。乳腺癌相关淋巴水肿（BCRL）是由于乳腺癌手术、放射治疗或肿瘤转移后发生的淋巴系统循环障碍，导致富含蛋白的淋巴液回流障碍而在组织间隙滞留所引起的水肿。乳腺癌相关淋巴水肿是一种慢性不可治愈性疾病，常发生于患侧上肢、胸壁、肩背部及保乳乳房等部位，发生风险伴随者终身。发生上肢淋巴水肿的患者，应尽早接受淋巴水肿综合消肿治疗（CDT），CDT 是治疗淋巴水肿的"金标准"，是目前治疗乳腺癌术后相关上肢淋巴水肿最有效的非手术治疗方式，包括了皮肤护理、手法引流、弹性压力包扎、功能锻炼四个部分。BCRL 尚无好的治愈方法，因此，为降低因淋巴水肿引发致残的风险，提高患者远期生活质量，至关重要的是预防水肿的发生或延缓水肿的进展。

第一节　乳腺癌与上肢淋巴水肿

一、乳腺癌治疗后发生上肢淋巴水肿的原因

　　上肢淋巴水肿是乳腺癌术后常见并发症，患者术后 3 年内发生率为 35%，术后 5 年内发生率为 42%。影响 BCRL 发生的危险因素。

（一）治疗相关因素

　　1. 腋窝淋巴结转移、腋窝淋巴结清扫数目≥ 10 个、肿瘤直径＞ 5cm、乳房切除方式。腋窝淋巴结清扫术对 BCRL 的发生影响最大，手术切除腋窝淋巴结

是造成患侧上肢淋巴回流受阻的直接原因，对于发生腋窝淋巴结转移的乳腺癌患者，术中需扩大淋巴结清扫范围，且清扫数目越多，患侧上肢与颈胸部组织间淋巴回流通路被破坏的可能性越大，从而引起上肢淋巴水肿。部分患者肿瘤过大，在切除方式上会选择部分切除，但体内病灶已存在一段时间，切除后易形成残留，极有可能会因细胞残留引起淋巴结扩张，继而发生淋巴回流障碍。因此肿瘤直径 > 5cm 及选择部分切除手术的乳腺癌患者更容易在术后发生上肢淋巴水肿。

2. 术后放化疗。化疗药物具有一定的毒性，可导致周围淋巴结反应性增生，从而引起淋巴结肿大；放疗射线可破坏放射区域淋巴管，影响淋巴液正常回流，造成淋巴水肿。

3. 伤口愈合延迟。伤口愈合延迟患者多存在术后皮瓣坏死、伤口感染等情况，可引起局部淋巴管炎和淋巴回流障碍，部分患者还可出现淋巴管堵塞、局部增生和纤维化，破坏淋巴回流通路，进而导致术后上肢淋巴水肿。

（二）行为相关因素

1. 术后早期上肢功能锻炼　乳腺癌患者术后接受渐进性的功能锻炼，能够在早期有效防止淋巴水肿发生，改善其患肢的局部血液循环与淋巴循环，加快上肢功能的恢复。不进行运动锻炼患者，水肿发生率会高于经常运动锻炼患者。因此患者均应重视术后康复锻炼，但过量运动也会引起淋巴水肿，故禁忌盲目过量锻炼。患肢劳累是淋巴水肿发生风险中需要警惕的问题，尤其是主利手更容易发生。

2. 自我照护　患者对淋巴水肿发病原因、临床表现、水肿分级、疾病特征、预防治疗等相关知识缺乏，导致延迟就医。思想上未引起足够重视，以及自我管理难以坚持。

（三）个人因素

个人因素包括：BMI、年龄、高血压、糖尿病是 BCRL 发病的相关因素。

1. BMI（$\geqslant 25kg/m^2$ 也有研究认为 $\geqslant 30kg/m^2$）超标　肥胖会导致皮下淋巴液储存增加，增加淋巴回流负担，从而易出现淋巴水肿。肥胖者术后更容易发生上肢淋巴水肿。

2. 年龄　$\geqslant 60$ 岁是 BCRL 高风险人群，随着年龄的增长，淋巴回流的代偿功能也随之降低，增加上肢淋巴水肿发生风险。

3. 高血压　合并高血压患者容易出现水钠潴留，引起组织间液增多，积聚到一定程度就会出现水肿。

二、如何主动预防乳腺癌治疗后的上肢淋巴水肿

术后患者常规使用乳腺癌术后淋巴水肿风险筛查表，分别从肿瘤部位、手

☆ ☆ ☆ ☆

术切口类型、腋窝淋巴清扫水平、放疗及预防行为五个方面识别出淋巴水肿发生风险：低风险，总分＜13分；高风险，总分≥13分。根据筛查的结果，低风险患者采取基础预防措施：识别早期症状、患肢保护、皮肤护理、功能锻炼、良好生活方式。高风险患者除基础预防措施外，还要增加特殊预防措施：早期手法淋巴引流（MLD）、患者自我淋巴引流（SLD）、佩戴袖套、指导抗阻运动、定期随访。

乳腺癌术后淋巴水肿风险筛查初次评估是在术后患者出院前完成。动态评估：术后1个月、术后3个月、术后6个月，使用乳腺癌术后淋巴水肿风险筛查表和乳腺癌相关淋巴水肿症状指数量表（breast cancer & lymphedema symptom experience index，BCLE-SEI）进行综合评估。也可以使用上肢淋巴水肿电话问卷（诺曼电话问卷，Norman questionnaire）或周径测量。周径测量：定期测量虎口、腕横纹、肘窝下10cm、肘窝、肘窝上10cm、腋窝水平肢体周径，能直接判断出水肿的发生及发生程度。周径差异＞2cm可判断水肿，轻度水肿：患侧－健侧＝2－4cm；中度水肿：患侧－健侧＝4－6cm；重度水肿：患侧－健侧＞6cm。

术后早期开始渐进式功能锻炼，及时筛查术后肩关节功能障碍和腋网综合征，尽早进行康复治疗。为术后乳腺癌康复患者制定个体化运动处方，以降低淋巴水肿发生风险。力量训练能增加锻炼者的肌肉组织，有氧运动和柔韧运动能增强肌肉收缩活动和关节屈伸活动，促进肌内淋巴引流。乳腺癌患者在运动时佩戴弹力袖套，是运动过程中对淋巴水肿预防的一种保护。

三、上肢淋巴水肿的皮肤护理及瘢痕护理

CDT是淋巴水肿治疗的"金标准"，皮肤护理是淋巴水肿综合消肿治疗的主要步骤之一，对于优化皮肤和组织条件，预防和减少感染、延缓淋巴水肿进展有着至关重要的作用。皮肤护理的部位不仅是患侧上肢，全切患者还包括胸壁、腋窝、肩背部，保乳患者的保乳乳房。在上述区域内可能出现麻木、疼痛等症状，这些症状的发生是基于创伤，同时瘢痕的形成会引起紧绷和牵拉感，因此抗纤维化是淋巴水肿早期预防的关注点之一。术后进行抗纤维化，减少在恢复过程中出现明显的瘢痕增生，能帮助术后淋巴管的再生，形成侧支循环，更好的预防淋巴水肿。

（一）皮肤护理

1. 仔细检查皮肤状况　检查皮肤有无破损、感染、皮疹、蚊虫叮咬等问题，对出现的皮肤问题及时进行处理。

2. 保持皮肤清洁　选用pH值中性洗剂清洗患肢，避免使用碱性洗剂破坏皮脂层。水温控制41℃以下，清洗后轻柔擦干皮肤。

3. 保持皮肤滋润　选择滋润度好的润肤露涂抹皮肤，所有创面都应润肤，保持皮肤的水润、柔软。避免选择油性重或加有香精的润肤露。

（二）瘢痕舒缓

使用士兵技术：双手示指、中指、环指、小指弯曲 90°排列一排，在伤口的上下缘按压伤口瘢痕及皮下瘢痕，使瘢痕组织周围的结缔组织舒缓，减缓因瘢痕挛缩引起的淋巴管受压、变形导致的回流受阻。力度上适度，不宜过重，每天 2 次，每次 10min。

四、上肢淋巴水肿的 MLD 引流流程

手法淋巴引流（MLD）是预防和治疗淋巴水肿的关键。主要目的是将淋巴液引导到完整的淋巴通路，增加和促进淋巴液和组织液的回流。操作时要遵循淋巴系统的解剖和循环走向。

第一步：修剪指甲，检查皮肤有无破损、感染等异常情况，将润肤露涂抹于皮肤干燥处。

第二步：定圈法开通淋巴结（图 8-1）。患者取平卧位，全身放松，调整呼吸。操作者双手并拢示指、中指、环指，半圈旋转轻柔、缓慢地对浅表淋巴

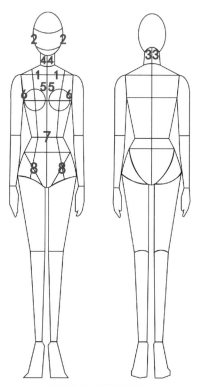

图 8-1　淋巴开通

☆ ☆ ☆ ☆

结、淋巴管进行按压。开通时应避开输液港置入部位，颈部有静脉斑块不做颈部开通。开通步骤详见本书第 5 章第三节。

第三步：士兵技术舒缓瘢痕。根据患者的情况，设计个体化引流路径。

路径①：患肢内侧面经胸壁手法引流至健侧腋窝。

路径②：患肢外侧面经腋后线手法引流至患侧腹股沟。

路径③：患肢内侧面经后背手法引流至健侧腋窝。

首选①、②路径。行胸壁放疗后皮肤未恢复和手术纵切口患者选择②、③路径。

上肢 MLD 见图 8-2、视频 8-1 和视频 8-2。

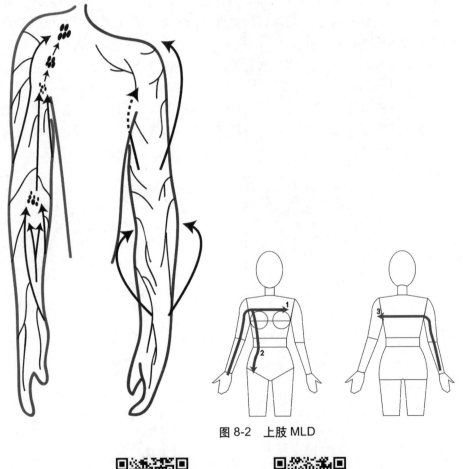

图 8-2　上肢 MLD

视频 8-1　士兵法 MLD　　视频 8-2　上肢 MLD

第四步：根据淋巴管走行，采用手法淋巴引流的四项基本技术：定圈法、旋转法、泵送法、铲送法等手法将患侧上肢、胸壁或肩背部淋巴液引流至健侧腋窝或患侧腹股沟区域。

1. 操作者使用旋转法从患侧胸部和切口上缘将淋巴液引流至健侧腋下，若胸壁不能进行手法时，可以从患侧后背引流向健侧腋窝；将患侧腋下和切口下缘淋巴液引流至患侧腹股沟。

2. 患侧上肢分为上臂，前臂和手部三部分，内侧和外侧两个面，手法引流时应先从上臂开始，可选用泵送法将内侧面淋巴液引流向健侧腋窝，铲送法将外侧面淋巴液引流向腹股沟，拇指旋转法引流手指部位淋巴液。引流顺序：上臂→开通肘窝淋巴结→前臂→松解腕关节→手部，每个部位 15～20 次。硬化部位可先使用定圈法按摩后再泵送或铲送法引流。肘关节水肿时，可用拇指旋转法或泵送法引流。

3. MLD 注意事项

● 进行 MLD 前应排除心功能异常、血栓、急性感染或肿瘤转移等禁忌证。

● 操作者动作轻柔缓慢。

● 手法引流时避开分水岭，每一步引流要超过关节部位。

五、压力绷带在上肢淋巴水肿治疗中的应用

压力治疗是 CDT 的重要步骤，也是维持淋巴水肿治疗效果的主要手段之一。压力绷带包括了短距拉伸压力绷带和长距拉伸压力绷带，淋巴水肿压力治疗最佳选择短拉伸压力绷带，在绷带压力维持下，肢体运动和休息时都能保持持续的压力，伸展空间有限，促进淋巴液回流。压力绷带材料包括管状绷带、纱条、衬垫、短距拉伸压力绷带。

（一）包扎步骤

详见本书第 7 章第四节。

（二）注意事项

1. 绷带包扎是多层次加压，避免用力拉伸绷带。

2. 遵循梯度压力原则，绷带包扎的重点是梯度压力，远心端压力最大，依次向近心端递减。

3. 压力治疗禁忌证：心源性水肿、充血性心力衰竭、外周动脉疾病、急性感染、恶性淋巴水肿等，绝对禁止对肢体进行压力治疗。

4. 弹力绷带包扎维持时间 8～24h/d，能坚持者建议 24h 持续包扎，效果更佳。

5. 纤维化严重部位，可在衬垫和弹力绷带之间放入高密度泡沫进行包扎。

☆ ★ ☆ ☆

六、弹力臂套在上肢淋巴水肿治疗中的应用

弹力臂套适用于乳腺癌术后淋巴水肿高风险患者预防和上肢淋巴水肿弹力绷带治疗后居家维持治疗。选择合适的弹力臂套不仅能帮助患者维持居家消肿治疗效果，还能减轻患者居家治疗的负担。弹力臂套包括弹力臂套和手套，根据患者水肿部位，选择臂套或臂套＋手套。弹力袖套织物织法分为平织和圆织，高弹和低弹，预防淋巴水肿弹力袖套选择高弹或低弹，平织或圆织均可，淋巴水肿治疗后维持时应选择低弹平织弹力袖套。上肢淋巴水肿患者佩戴弹力袖套的压力选择Ⅱ级压力：23～32mmHg。佩戴时间：起床时佩戴，晚上睡觉时取下。

（一）成品弹力织物存在的问题

目前市面上弹力织物大多数都是成品，成品弹力织物存在诸多问题。

1. 固定型号的弹力袖套对上肢偏长者过短。

2. 上肢水肿程度不同，肢体形状不规则，无法选择匹配的弹力袖套。

3. 个人手形差异，部分患者手背、手指容易出现佩戴压力织物后出现水肿。

4. 佩戴弹力袖套后，对防滑乳胶过敏。

为了避免以上情况，选择更合适的压力织物，可根据患者的具体情况，选择量身定制弹力织物。

（二）量身定制弹力织物的测量

1. 测量者应由经过专业培训合格者，按照特定测量标准要求来进行。

2. 测量时应选择专业规定的测量卷尺来进行，也可以选择一些辅助测量工具，例如测量表、测量板。

3. 测量时患肢基本无水肿或消肿已接近健侧，测量的理想时间是清晨，水肿还未重新生成。

4. 测量时需要2人进行：一人进行测量，另一人将测量的数据进行记录。

5. 对乳胶过敏者在定制时要检查其成分说明。

6. 测量定制弹力织物要求数据精准，即使很小的测量误差也会使这双定制弹力织物失去应有的压力效果，影响甚至破坏治疗成效。

总之：若有佩戴弹力臂套需求的患者，不能自行盲目购买，需在专业医护人员评估及测量后，选择适合的弹力臂套。

七、上肢淋巴水肿的功能锻炼

上肢淋巴水肿的功能锻炼包括消肿锻炼、呼吸训练、有氧运动和抗阻力训练。

1. 消肿锻炼　当患者进行绷带包扎或佩戴弹力袖套后，指导患者进行消肿功能锻炼，CDT强化治疗阶段应由淋巴水肿治疗师根据个体情况制定运动处方，

主要以大关节范围内的运动为主。

2. **呼吸训练**　深度腹式呼吸有助于激活腹部脏器淋巴结，促进深部淋巴液回流。

3. **有氧运动**　淋巴水肿患者应保持积极的生活态度，建立良好的运动习惯。每天进行适当的有氧运动有助于改善淋巴液回流、减轻肿胀，保持体型。上肢淋巴水肿患者适宜进行的活动包括：游泳，推荐在恒温游泳池。步行，户外适当的慢速步行可以刺激循环系统，每天步行 8000 步左右，分次完成。瑜伽，瑜伽的拉伸动作、呼吸、放松有助于淋巴液回流。但在进行瑜伽时，要注意避免力度过大，不做患侧上肢用来支撑的动作。还比较推荐太极和八段锦。

4. **抗阻力训练**　力量训练能提高肌肉力量，进行抗阻运动时，应在佩戴弹力袖套或弹力绷带包扎的前提下进行，循序渐进。选用低重量哑铃、弹力带拉伸多次重复缓慢练习。

详见本书第 5 章第二、三节。

八、乳腺癌术后腋网综合征的处理

腋网综合征（axillary wed syndrome，AWS）是主要发生于行乳腺癌腋窝淋巴结清扫术及前哨淋巴结活检术后常见的良性、易复发性的自限性并发症，其具体发病机制尚不明确，目前大量研究认为 AWS 是一种血栓闭塞性浅静脉炎或是一种血栓闭塞性淋巴管炎，或是两者共存。表现出始于腋窝的条索状结构，扩散至同侧手臂内侧、胸腹壁或保乳乳房，并伴有紧绷、疼痛与功能受限等症状。据文献报道，约有 86.1% 的乳腺癌患者在术后 30d 内出现 AWS，通常在术后 3 个月消退，少数患者会持续至术后 2 年，且行乳腺癌活检术、黑色素瘤与腋窝下疝手术后同样也会发生。AWS 自 2001 年被 Moskowitz 等在一项回顾性研究中首次描述并命名，尽管近十几年对 AWS 的研究逐渐增多，但其发生率波动在 6% ～ 85.4%，并且影响因素、生理病理等仍存在很多疑问。现随着临床早期康复实践的推广，精确判断 AWS 的发生风险逐渐引起了医护人员的重视，如何在现有治疗方案下对 AWS 的发生进行个体化判断，直接关系着能否有效推进患者的功能锻炼及生活质量的提高。

（一）乳腺癌患者术后发生 AWS 的危险因素

手术方式、BMI 指数、年龄等及高血压可能成为 AWS 的危险因素。

1. 腋窝淋巴结清扫和前哨淋巴结活检术是 AWS 的危险因素。

2. 肥胖女性患 AWS 的概率比 BMI 正常的女性低 15%，因为过多的脂肪组织可能会抑制淋巴的愈合反应，从而阻止其粘连和结扎，并且 BMI 偏高的患者肢体有更多的脂肪，可以缓冲淋巴管受到的撞击及防止其感染，使淋巴液的积聚减少，从而减小 AWS 的发生概率。同时对于偏胖的患者，体格检查也不容易触及发现结节的存在。

3. 年龄偏小也是发生 AWS 的危险因素，年轻女性术后早期 AWS 的发生率更高。

4. Figueira 的研究中发现高血压增加 AWS 的患病风险。

（二）AWS 判定方法

体格检查是目前诊断 AWS 金标准。具体的判定方法为：患者处于仰卧位，手臂外展伸直向上外展，触及或可见患侧腋下或手臂内侧或胸壁出现一个或多个索状结构，且患者出现手臂外展受限、紧绷感、疼痛等症状。条索状物可分布在腋窝、上臂、肘部、前臂、手腕、手指、胸背部、腹部、保乳乳房。临床工作中专业医务人员可利用量角器、Nevola 等制定 AWS 自评量表（ST-AWS questionnaire），对患者肩关节活动度及主观感受进行评估，作为 AWS 的自我初筛和初步诊断。

指导患者站在镜子前方，向前上方和外展方向逐渐抬高手臂，对患侧肢体运动、皮肤紧张感、手臂的肿胀度、腋窝的视觉和腋窝的触觉 5 个方面进行评估。

1. 感觉上述动作比较困难。

2. 在抬高手臂时发现上肢有绳索样结节。

3. 在抬高手臂时感受到结节存在。

4. 在抬高手臂时皮肤有紧张感。

5. 手臂有肿胀感。

阳性赋值 1 分，阴性赋值 0 分，总分＞ 3 则诊断为 AWS。

（三）辅助检查

低身体质量指数（BMI）年轻乳腺癌患者的 AWS 症状更为明显，体格检查更易发现其阳性体征。但对于肥胖患者，其结节难以通过视诊、触诊发现。这类乳腺癌患者可以借助辅助检查来鉴别诊断，常见的有 MRI、B 超等。

（四）腋网综合征治疗"三部曲"

喜辽妥软膏外涂＋局部按摩＋拉伸锻炼。

1. **手法皮肤牵引技术**　从条索状物的最远端部分开始向近端进行，轻轻拉伸条索状物上的浅表组织，双手手指掌面，沿条索状物放置，间隔 2 ～ 10cm，与条索状物方向反向进行牵拉，患者感到牵拉区域不再紧张后，重新将其手臂进一步外展以在条索状物上施加更多的张力。条索状物弯曲技术：患者处于伸展状态，条索状物被拉紧，用拇指向条索状物垂直施加压力，同时用其他手指使条索状物反向弯曲（图 8-3）。在进行手法技术过程中，可听见或感受到条索状物断裂或松开，有时可听见啪的声音。在进行手法技术时，要注意避免用力过大。若出现严重的 AWS，甚至可以选择使用短拉伸弹力绷带包扎或佩戴弹力袖套，必要时采用肌内效贴治疗。短拉伸弹力绷带包扎 1 ～ 3d，值得注意的是，它与常规淋巴水肿绷带包扎需要的压力更小，能够温和有效的快速解决 AWS。

2. 喜辽妥软膏外涂　对上肢疼痛、条索状结构及紧绷感有明显改善：涂抹前双手洗净，动作轻柔，均匀向心形涂抹、面积大于条索结节物状范围。向心方向单向定圈手法（画半圈）按摩、力度轻柔，每天 2～3 次，每次按摩 10～15min。疼痛明显者可以使用非类固醇类消炎药和阿片类药物帮助镇痛。

3. 拉伸锻炼　见图 8-4。

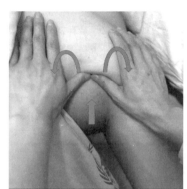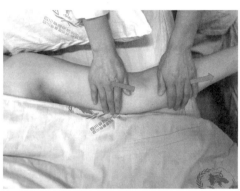

图 8-3　腋网综合征手法皮肤牵引术

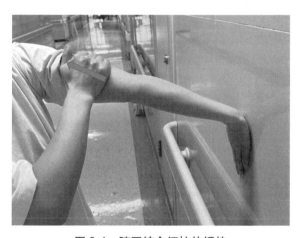

图 8-4　腋网综合征拉伸锻炼

（1）指导患者向侧方抬起手臂，保持肘部挺直；从侧方尽力缓慢举起手，直到感觉有拉伸感；坚持持续拉伸 30s；持续重复该动作，每遍力争以患肢外展、上举可达到最大角度为限，3 次 / 天，每次 5～10min；拉伸时动作要慢，并可配合呼吸。

（2）指导患者进行类似于神经伸展的自我皮肤伸展，即将患侧手放在墙上，手腕伸展，前臂翻转，肘部伸展，臂外展 90°以内，肩胛骨压低。未受影响的

☆ ☆ ☆ ☆

手掌面可以用于在条索状物上施加轻柔的近端拉伸。

（3）专业医护人员实施手法技术，拉伸条索物以帮助增加肩关节外展全范围关节活动度。

4.徒手淋巴引流　由淋巴水肿治疗师教会患者 MLD，患者居家完成徒手淋巴引流，1～2 次 / 天，每次 15～30min，能缓解乳腺癌术后淋巴水肿和腋网综合征的临床症状。

（五）腋网综合征的预防

术后早期渐进式功能锻炼是腋网综合征发生的保护因素。教会患者识别 AWS，出现症状及时进行干预。徒手淋巴引流结合上肢功能锻炼，能有效地预防 AWS 的发生，促进患者康复。

九、乳腺癌术后肩关节功能障碍的处理

乳腺癌患者在接受手术治疗后，部分患者会并发术后肩关节功能障碍，严重影响患者的日常生活、工作和运动。其临床表现主要为患侧上肢肩关节僵硬、肌肉粘连、肌肉萎缩、肩关节运动幅度受限、部分区域感觉异常或丧失、肌力低下、运动后迅速出现疲劳及精细运动功能障碍等。

（一）乳腺癌术后肩关节功能障碍的影响因素

1.治疗相关因素

（1）手术方式与乳腺癌术后肩关节功能障碍的发生密切相关。不同的手术方式肩关节功能障碍的发生率也有所不同。临床上常用的乳腺癌手术治疗方式中，运用最多的是改良根治术。改良根治术虽然能够保留胸大肌、胸小肌，但术后患侧上肢功能障碍的发生率较高。

（2）肩关节运动障碍是乳腺癌放疗后最常见的并发症。

（3）皮下积液或皮瓣坏死，影响伤口愈合，使功能锻炼不能正常进行，从而影响患者上肢功能的恢复，使其出现不同程度的肩关节活动受限。

2.个人相关因素

（1）生理因素：影响患者术后肩关节功能障碍的生理因素主要括高龄、肥胖、手术侧是主利手等。

（2）心理因素：乳房缺失及放疗、化疗带来的一系列不良反应，容易使患者产生焦虑、抑郁等负性情绪，影响患者术后康复。

（3）行为因素：术后患者功能锻炼的依从性、时间、方式、强度等也会影响肩关节功能恢复。

3.医护方面　术后正确指导乳腺癌患者选择合适的康复操进行锻炼，是保证患侧上肢功能康复的重要方面。

4. 社会支持相关因素

（1）缺乏相关监督机构，乳腺癌患者来自不同的地区，很难将其统一，而且目前没有专门的乳腺癌患者术后康复锻炼中心，只有少数以肢体功能障碍治疗为主的医院配有针对肢体功能障碍康复治疗的专业人员。

（2）家庭支持在乳腺癌患者的治疗和康复中起着积极作用，家人的支持与鼓励是患者坚持康复锻炼的促进因素。

（二）预防措施

其中手术方式和术后放疗等因素是不可控性因素，很难通过实施干预而改变；患者功能锻炼、医护人员和社会支持等因素属于可控性因素，通过一定的干预可发生改变。

1. 术后早期、合理、有计划的功能锻炼是预防术后肩关节功能障碍的主要措施，有助于恢复患肢功能。术后全麻清醒后开始做伸指和握拳运动；术后 1d 到拔管当日，以锻炼手腕关节和手肘关节为主；拔除血浆引流管后，无积液或皮瓣坏死的情况，以锻炼肩关节为主，绕肩膀、爬墙等。功能锻炼不仅要恢复患者的肩关节活动度，同时还要恢复其肌力。

2. 术后早期在专业人员指导下进行力量训练，例如握球。拔除引流管后，使用弹力带或 500ml 矿泉水进行一些力量训练。放疗患者坚持功能锻炼直至放疗结束后 3 ～ 6 个月。

3. 有些肩关节障碍患者，自认为生活不受影响，则功能康复了，其实并不是，只有患侧肢体能够恢复到健侧肢体一样的活动度，才视为关节功能恢复活动正常。很多术后患者会出现肩关节内扣，更多的是出现上举困难，值得警惕的是还会出现内收困难；另外患者外展时，患肢不能与身体在同一水平面上，同时就会引发内、外旋功能障碍，特别是外旋的功能障碍问题。外旋问题相对不那么大，最主要还是在上举、外展和内旋三个方位容易出现功能障碍。让患者学会判别自己的功能康复是否正常，当出现功能障碍时，能在第一时间识别，寻求康复师的帮助。

关节松动术是一种通过关节生理及附属组织运动来治疗关节功能障碍等疾病的治疗方法，对患者肩关节、肩胛骨进行分离牵引，方式包括水平内收摆动、上下滑动、长轴牵引、内侧摆动等，以增强肩关节活动范围，降低韧带粘连情况。操作者需保持手法平稳，节奏稳定，松动操作应达到关节活动受限处，一般不超过痛点，每个循环 30 ～ 60s，每次治疗 20min，1 次 / 天。

功能锻炼有可能引发淋巴水肿，在重视功能锻炼的同时，要避免术后肩关节的外伤，例如撞击，术后功能恢复后，患肢也容易受伤，要注重各个时期的功能锻炼和患肢的保护。

☆ ☆ ☆ ☆

第二节 妇科恶性肿瘤与下肢淋巴水肿

一、妇科恶性肿瘤治疗后下肢淋巴水肿的原因

随着妇科恶性肿瘤发病率的增长，如子宫颈癌、子宫内膜癌、卵巢癌、外阴癌等妇科恶性肿瘤术后、放化疗后继发下肢淋巴水肿的发生率也在逐渐增加。研究显示子宫颈癌、子宫内膜癌症患者发生下肢淋巴水肿的风险为1.2%～47%；外阴癌症患者治疗后发生下肢淋巴水肿的发生率为10%～73%。卵巢癌症患者治疗后下肢淋巴水肿的发生率在一项回顾性分析中最低发病率为4.7%，在一项前瞻性研究中为30.4%。妇科恶性肿瘤治疗后发生下肢淋巴水肿的主要危险因素是国际妇产科联合会（FIGO）分期、放疗和淋巴结清扫数目。手术切除区域性淋巴结，术后盆腔及腹股沟区域的放疗导致局部组织纤维化和瘢痕形成，使淋巴循环受阻。其次是由于淋巴系统受到潜在疾病，如肿瘤本身堵塞淋巴管、创伤、感染或其他治疗损伤所导致。除与恶性肿瘤相关的危险因素外，肥胖和术后体重增加也是妇科肿瘤术后下肢淋巴水肿发生的危险因素，肥胖和术后体重增加可能与淋巴系统和脂肪沉积之间的相互作用有关。即一方面淋巴缺陷促进了脂肪沉积，另一方面脂肪组织的炎症反应也会对淋巴功能造成损害。

二、如何主动预防妇科恶性肿瘤治疗后下肢淋巴水肿

妇科恶性肿瘤治疗后的下肢淋巴水肿一旦发生，难以治愈，常伴随患者终生。由于运动功能紊乱和身体障碍给患者造成严重的生理及心理负担，并可能出现严重并发症，如蜂窝织炎，会严重影响患者的生活质量。主动预防治疗后下肢淋巴水肿尤为重要，需要医护人员和患者双方共同进行主动预防，包括医疗干预、健康知识宣教、体重与运动管理、早期自我监测、定期随访、患者行为因素管理等。

（一）医疗干预

精准医疗时代，对可能存在淋巴水肿风险的患者，采取微创手术、精准放疗，在保证肿瘤治疗的基础上尽量地保护正常组织和淋巴系统。研究证实大量切除淋巴结会增加淋巴水肿的风险，妇科恶性肿瘤患者术中使用前哨淋巴结活检可以降低围手术期下肢淋巴水肿的发生率，仅前哨淋巴结显影可将下肢淋巴水肿的危险降至10%以下。

（二）健康知识宣教

在术前、术后和随访时对患者进行淋巴水肿风险宣教，主要包括如下四个方面。

1. 保护下肢肢体皮肤的完整性，避免外伤、感染、蚊虫叮咬、抓挠等。

2. 提高机体抵抗力。

3. 避免泡温泉或者蒸桑拿。

4. 进行预防性手法淋巴引流。重视健康宣教的作用，强化患者预防淋巴水肿的健康促进行为，做到早发现、早治疗。

（三）体重与运动管理

保持健康的生活方式并进行身体质量指数管理 BMI，控制 BMI 在正常范围，BMI 指数越大发生淋巴水肿风险等级越高；鼓励患者进行适度的日常锻炼，适当的运动能够促进肌肉收缩及血液流动以加快淋巴循环从而降低继发性淋巴水肿的风险，可选择游泳、八段锦、太极拳、慢走、慢跑等运动，运动前要由淋巴水肿专家进行相关评估，运动时佩戴加压装置。根据患者的体力和个人兴趣，制订个性化运动方案，如果出现腿部疼痛、皮肤发红或者水肿程度加重等情况，应立即停止运动并咨询淋巴水肿治疗师或医护人员。

（四）早期自我监测

患者应学会如何进行淋巴水肿自我监测，包括连续肢体周径测量，观察皮肤颜色、温度或皮肤情况的改变，关注患肢有无沉重感、紧绷感、麻木感、易疲劳、肢体疼痛、裤子变紧、鞋子变小等自我感知症状。有条件的医疗机构可以结合不同类型的患者建立前瞻性监视模型，加强对妇科肿瘤患者淋巴水肿的早期识别，及时判断发现与下肢淋巴水肿相关的症状和体征，从而早期识别亚临床淋巴水肿。

（五）定期随访

初步治疗后的妇科恶性肿瘤患者应定期随访，关注患者术后感染情况、皮肤情况；高龄会增加手术治疗后淋巴水肿的发生风险，应关注高龄术后患者。

（六）患者行为因素管理

鼓励患者积极参与到淋巴水肿的预防和自我管理当中，强调患者对下肢肢体的保护，不踢脚、不甩腿、不在没有穿戴压力袜时跳广场舞；避免长时间处于重力依赖体位，久站、久坐或不良坐姿；妇科恶性肿瘤患者在疾病治疗后建议常规佩戴预防性压力袜，日常生活中佩戴压力袜（推荐 3 级压力）。

三、下肢淋巴水肿的皮肤护理

淋巴水肿患者的皮肤护理是淋巴综合消肿治疗中的重要影响因素之一。妇科恶性肿瘤治疗后皮肤常伴随手术瘢痕、放疗后皮肤损伤、脚气等皮肤问题，进而出现淋巴循环障碍、皮肤感染等情况。因此，应加强淋巴水肿患者的皮肤护理，主要包括如下六个方面。

1. 保持皮肤完整性，每日自行检查皮肤的完整性，观察是否有划痕、擦伤等皮肤破溃发生。建议进行可能引起皮肤损伤的活动时佩戴手套，做好指甲护理，避免皮肤抓伤，导致细菌入侵，引发皮肤感染。

2. 保持皮肤卫生，推荐使用 pH 值为中性的洗涤用品，避免使用碱性肥皂，建议每天清洁皮肤，尤其是会阴部、腹股沟、腘窝、趾缝以及水肿致皮肤皱褶处，清洗后彻底干燥并使用润肤剂。

3. 若皮肤不慎出现小伤口（如擦伤、蚊虫咬伤或宠物抓伤等），建议使用润肤露并局部涂擦抗生素乳膏。

4. 保护暴露的皮肤，避免暴露在极冷或极热的环境中。

5. 尽量避免对患肢实施可能造成感染的医疗操作，如针刺治疗、拔罐、推拿、刮痧、采血、静脉治疗等。

6. 积极预防和治疗脚气，防止真菌感染。

四、下肢淋巴水肿的 MLD 引流流程

下肢淋巴水肿的 MLD 引流是下肢淋巴水肿综合消肿治疗的关键，治疗师在进行 MLD 引流路径时要充分考虑患者的个性化因素，如手术切口、瘢痕情况、放疗情况等个性化地制定 MLD 引流路径。总的来说，MLD 引流流程分为三个步骤，详见视频 8-3。

视频 8-3　下肢 MLD

第一步淋巴结开通：徒手淋巴引流之前要激活淋巴通路，以利于患肢及患处淋巴液更好的引流。淋巴开通时患者取舒适体位，采用静止旋转法依次对开通部位进行轻、柔、慢的抚触按摩，以刺激浅表淋巴结及淋巴管，激活淋巴通路。详见本书第 5 章第三节。

第二步瘢痕处理：沿着伤口边缘向伤口两侧以静止旋转法轻轻按压瘢痕及周围组织。瘢痕舒缓可以有效降低瘢痕及周围组织粘连，缓解瘢痕挛缩，从而减轻淋巴管因受压、牵拉变形引起的淋巴回流受阻。

第三步徒手淋巴引流：按照淋巴管的走向以及设计好的个性化的淋巴引流路径，采用定圈法、旋转法、泵送法以及铲送法进行徒手淋巴引流，将下肢的淋巴液通过大腿内外侧、臀部以及腰背部引流至腹部及双侧腋窝处的正常淋巴结群。需要注意的是徒手淋巴引流时应分段进行引流，先引流近心端水肿肢体的淋巴液，最后引流远心端水肿肢体的淋巴液。

五、压力绷带在下肢淋巴水肿治疗中的应用

压力绷带加压包扎是巩固徒手淋巴引流效果、促进淋巴水肿消退的关键环节。压力绷带加压包扎方法主要包括螺旋包扎法，也称为"5"分包扎法、"8"字包扎法和联合包扎法。具体采用哪一种方法可以根据患者肢体肿胀情况、皮

肤纤维化、硬化程度、有无象皮肿病变以及绷带加压包扎后患者的感受和绷带是否会松散、滑脱等情况来决定。整体而言推荐治疗师采用联合包扎法，联合包扎法既可以平衡因"8"字包扎法导致的患者舒适感降低，又可以有效避免因螺旋包扎法患者关节活动导致的绷带松散、滑脱。在肢体远心端及关节处采用"8"字包扎法，在长骨肢端采用螺旋包扎法的联合包扎法患者更加接受和推崇。无论采用哪一种包扎方法，包扎压力都应该保持梯度压力，绷带包扎应从远心端开始，依次为趾—足背—踝—小腿—膝关节—大腿，直到大腿根部。具体操作：压力绷带包扎通常在徒手淋巴引流以及气压治疗后进行，压力绷带加压包扎一共分为 4 层，由内到外依次为固位绷带层、管状绷带层、棉衬垫层以及低弹压力绷带层。压力绷带包扎前需要再次检查皮肤的完整性，确保皮肤无破损，患者取卧位或坐位，在患侧肢体下方垫软垫支撑。具体操作流程详见本书第 7 章第四节。

六、弹力袜在下肢淋巴水肿治疗中的应用

弹力袜是淋巴水肿压力治疗的另一种选择，弹力袜适用于淋巴水肿预防、0期或 1 期下肢淋巴水肿患者早期非手术治疗以及淋巴水肿患者维持阶段治疗。

1. 预防阶段　弹力袜可促进下肢淋巴液和血液回流，对于预防淋巴水肿具有积极的影响，白天穿戴，夜间休息，日常佩戴弹力袜推荐 3 级压力。

2. 强化治疗阶段　对于 0 期或 1 期下肢淋巴水肿患者，早期非手术治疗可以选用弹力袜，推荐 3 级压力。此阶段穿戴弹力袜能够促进淋巴回流，避免皮肤纤维化和进一步淋巴淤滞。

3. 维持治疗阶段　此阶段穿戴弹力袜能够减少渗出，减少再水肿程度，推荐 3 ～ 4 级压力。弹力袜的选择不能单纯地考虑淋巴水肿因素，还应该结合患者的耐受程度、年龄、皮肤情况、活动水平、心肺功能、依从性等综合因素进行选择。妇科恶性肿瘤下肢淋巴水肿患者常伴有会阴部水肿，选择弹力袜时建议选择连裤袜或者弹力袜加弹力裤搭配穿戴。

4. 弹力袜的选择及注意事项　弹力袜一定要选择合适自己的尺寸，如果尺寸过大起不到消肿的作用；如果尺码过小就会出现阻碍淋巴循环的情况，淋巴液会在局部堆积，时间长了就会感觉到局部麻木甚至疼痛，淋巴液长时间滞留会加重水肿，造成局部纤维化。弹力袜在设计的时候是由远心端向近心端的压力依次递减，也就是足踝处的压力最大，大腿部位的压力最小，梯度压力设计可以当患者活动时帮助推动淋巴液，更好地促进淋巴循环。目前市场上弹力袜品牌众多，测量方法也略有不同，治疗师应参照患者预期使用品牌的测量标准进行测量，测量时注意测量尺的松紧度，尤其测量关节处不能使用拉力，对于肢体肥胖、体型不匀称的患者可以选择定制产品，以期达到更好的全肢体压力。

☆ ☆ ☆ ☆

弹力袜在使用中应注意保护，避免弹力袜被刮破，穿戴时修剪指甲或者使用穿戴器穿戴，穿戴时注意贴身抚平避免褶皱。弹力袜需要定期清洁，采用温和洗涤剂、37℃左右的温水、挤压平铺晾干。为保证弹力袜的压力值固定，建议 3 ～ 6 个月更换弹力袜。

七、下肢淋巴水肿的功能锻炼

在淋巴水肿的治疗中，功能锻炼是必不可少的环节，通过患者主动和被动运动可以加速淋巴循环，从而促进淋巴水肿消退。所以，无论是淋巴水肿的预防还是治疗，患者都应该坚持规律的功能锻炼。目前国内外有关下肢淋巴水肿功能锻炼方法的研究甚多，治疗师可以结合患者的耐受能力、理解能力、生活自理能力及患者的依从性制订个性化的功能锻炼方案，最终以达到下肢全关节范围的活动为宜。功能锻炼可分为主动运动和被动运动，对于运动耐受性好、理解能力强、生活自理且依从性高的患者推荐主动运动。若患者行动不便，生活自理能力差可采用家属辅助的被动运动。详见本书第 5 章第二、三节。

1. 主动运动　要求达到下肢全关节范围的活动。包括但不限于盆底肌锻炼、平躺抬臀运动、髋关节运动、卧位屈膝扭转运动、仰卧抱腿靠胸运动、仰卧踩单车运动、卧位原地高抬腿运动以及踝泵运动。功能锻炼时患者取平卧位，首先进行深呼吸训练，放松全身肌肉。再进行从踝关节到髋关节的运动，每天做 2 ～ 3 组，每组 20 次。功能锻炼的时间和强度以患者耐受为准，功能锻炼过程中患者若出现肢体或者关节疼痛不适、肢体水肿加重等情况应停止功能锻炼，及时报告治疗师或者临床医生，及时调整功能锻炼方案。

2. 被动运动　是指在治疗师的指导下教会患者家属辅助患者进行的功能锻炼。家属为患者进行下肢肌肉被动按摩训练，从踝关节开始，双手交替挤压腿部肌肉至大腿根部，力度适中，重点应该注意的是顺序从远心端向近心端，不能反向进行，每次 20min，每天 2 次，早、晚各 1 次。

第三节　特殊部位的淋巴水肿

一、头颈部恶性肿瘤相关淋巴水肿的治疗

头颈部恶性肿瘤治疗后继发性淋巴水肿的治疗相较于上肢和下肢的淋巴水肿治疗难度更大。首先，由于头颈部解剖结构特殊，治疗过程中及治疗后不能采取气压治疗和压力绷带包扎，徒手淋巴引流治疗后效果不能得到很好的维持和巩固。其次，头颈部淋巴水肿的发生范围较广，颌下、颜面、颏下、口腔、咽部、喉部以及颈部区域均可出现淋巴水肿。再次，淋巴水肿相关的评估方法

较局限，除患者的主观评估外，缺乏敏感、精确的头颈部淋巴水肿评估工具和方法，治疗效果难以客观评价。所以头颈部淋巴水肿治疗前治疗师为患者制订个性化的评估方法和治疗方案尤为重要。

（一）头颈部恶性肿瘤相关淋巴水肿的评估

1. 症状、体征评估　头颈部淋巴水肿患者可出现诸多症状，包括头颈部肿胀、麻木、刺痛、紧绷、僵硬、感觉异常、吞咽困难、咀嚼受限、颈部活动受限等功能障碍，水肿严重者可出现呼吸困难。

2. 心理评估　头颈部恶性肿瘤相关淋巴水肿患者常因头面部肿胀致身体外形受损、疼痛和说话困难引发社交障碍、生活工作质量下降等社会心理症状。

3. 营养评估　患者因咽喉部水肿、疼痛、咀嚼受限、吞咽困难等躯体症状严重影响患者进食，进而影响患者的营养状况。

4. 辅助检查　B 超、CT、MRI 是评价软组织水肿情况的方法，可以辅助评估患者的水肿情况。

（二）头颈部恶性肿瘤相关淋巴水肿的综合消肿治疗

治疗前充分考虑患者的疾病治疗因素，如手术后 4～6 周开始综合消肿治疗；放射治疗结束后开始综合消肿治疗，以给受损组织充分的修复时间。具体步骤如下。

1. 皮肤护理　将整个头颈部淋巴引流区域涂抹中性润肤乳保护皮肤，减少对皮肤的摩擦力。

2. 淋巴开通　患者取舒适体位，治疗师采用静止定圈法激活头颈部淋巴结。淋巴开通顺序为：锁骨上、下淋巴结区—耳前、耳后淋巴结区—枕后、颈后淋巴结区—颈前、颈中淋巴结区。

3. 徒手淋巴引流　从前正中线向两侧，采用定圈法依次按摩引流下颌体、唇下、唇上、颊部、侧鼻与鼻旁、眶周、眉部、额部，每一条引流路径均经下颌角方向至颈部。对于口腔内，淋巴水肿治疗师戴无菌手套，采用指腹进行从内向外的定圈按摩。

4. 肌内效贴的应用　徒手淋巴引流后头颈部采用肌内效贴维持和巩固水肿治疗效果。肌内效贴是一种薄而透气的弹性贴布，具有纵向延伸性，徒手淋巴引流后将肌内效贴贴于水肿部位可以模拟淋巴按摩手法持续刺激皮肤产生皱褶，增加皮肤和皮下组织之间的间隙，使局部血液或淋巴循环得到改善，从而起到维持和巩固淋巴水肿的治疗效果。具体操作如下。

（1）根据肿胀部位情况剪裁肌内效贴。

（2）在双侧脸颊找固定锚点，采用自然拉力将肌内效贴尾端沿淋巴走向扇形贴至颈后。

（3）在下颌找固定锚点，采用自然拉力将肌内效贴尾端沿淋巴走向扇形贴

☆ ☆ ☆ ☆

至双侧腋窝。

5. 营养指导　患者因咀嚼或吞咽困难可能存在营养不良，根据患者口咽部情况，在营养师的指导下嘱患者进食流质饮食或者半流质饮食，注意营养搭配，确保营养均衡。

6. 功能锻炼　局部的功能锻炼可加快静脉和淋巴回流速度，促进水肿消退。主要包括颈部上下左右四个方向伸展、深呼吸、张口锻炼、鼓腮、吹气、舌部活动、绕肩等，锻炼于餐前或者餐后30min进行，每天5～6次，每次10～15min。详见本书第5章第三节。

7. 评估　治疗过程中随时评估患者的整体感受和症状缓解情况，并加强心理护理，消除患者的负面情绪。

二、泌尿生殖系统恶性肿瘤相关会阴部及外生殖器淋巴水肿的治疗

泌尿生殖系统恶性肿瘤治疗后可发生会阴部及外生殖器淋巴水肿。常见于阴茎癌腹股沟淋巴结清扫患者，膀胱癌、前列腺癌、阴囊皮肤癌手术或者放化疗后也可发生会阴部及外生殖器淋巴水肿。会阴部及外生殖器淋巴水肿常与下肢淋巴水肿同时存在，影响患者排尿、性功能，严重者可致活动障碍。由于涉及隐私部位，部分患者不愿意告知医护人员从而延误治疗。所以，会阴部及外生殖器淋巴水肿患者淋巴水肿分期以Ⅲ、Ⅳ期淋巴水肿为主，少见轻度淋巴水肿。由于其特殊的解剖结构，治疗上需要在MLD基础上做个性化的治疗方案调整。下面以阴茎癌腹股沟淋巴结清扫患者为例介绍会阴部及外生殖器淋巴水肿的治疗方案。步骤及流程如下所述。

第一步淋巴开通：详见本书第5章第三节。

第二步瘢痕处理：阴茎癌腹股沟淋巴结清扫患者双侧腹股沟均有10cm左右长的伤口，沿着伤口边缘向伤口两侧以静止旋转法轻轻按压瘢痕及周围组织，促进淋巴回流。会阴部及外生殖器淋巴水肿以Ⅲ、Ⅳ期淋巴水肿为主，局部皮肤存在不同程度硬化、纤维化，处理局部伤口时可以一并在会阴部及外生殖器周围涂抹喜辽妥乳膏。喜辽妥乳膏能促进结缔组织复原，用于硬化、纤维化部位，能起到很好的缓解作用。

第三步徒手淋巴引流：按照淋巴管的走向及设计好的个性化淋巴引流路径进行手法引流，会阴部及外生殖器主要采用定圈法和旋转法进行徒手淋巴引流。将会阴、阴茎及阴囊水肿的淋巴液引流至腹部，双下肢水肿的淋巴液采用泵送、铲送及旋转法通过大腿外侧、臀部，以及腰背部引流至腹部及双侧腋窝。

第四步压力维持治疗：阴茎、阴囊采用自粘绷带包扎，此外佩戴"丁"字阴囊托，托起水肿阴囊，避免局部重力和摩擦致使绷带松脱。除绷带包扎外，

☆ ☆ ✩ ✩

阴囊、会阴部可采用肌内效贴维持和巩固治疗效果，肌内效贴是一种薄而透气的弹性贴布，具有纵向延伸性，徒手淋巴引流后将肌内效贴贴于水肿部位可以模拟淋巴按摩手法持续刺激皮肤产生皱褶，增加皮肤和皮下组织之间的间隙，使局部血液或淋巴循环得到改善，从而起到维持和巩固淋巴水肿的治疗效果。具体操作如下。

1. 剃除会阴部毛发。

2. 根据肿胀部位情况裁剪肌内效贴。

3. 在阴囊周围找固定锚点，阴囊皮肤菲薄、敏感，锚点不能选择在阴囊皮肤上，用于阴囊的肌内效贴锚点应选择在阴囊底部的会阴，采用自然拉力将肌内效贴包绕整个阴囊贴成网状结构，尾端贴至阴茎根部。

4. 以阴茎根部为锚点，采用自然拉力将肌内效贴尾端沿淋巴走向扇形贴至腹部。双下肢采用压力绷带包扎，具体方法同妇科恶性肿瘤相关淋巴水肿的包扎。

三、乳房淋巴水肿的治疗

乳腺癌是发生于乳腺上皮细胞的恶性肿瘤，近年来已成为女性恶性肿瘤的首位。其治疗方式以手术结合放化疗为主，乳腺癌术式主要可分为全乳切除手术、保乳手术、全乳切除术后重建手术三大类。随着医疗技术的不断进展及多学科协作的背景下，乳腺癌手术范围逐渐缩小，其中保乳术不仅能改善美学结局，其疗效还与全乳切除术相当，更有国外研究显示，保乳联合放疗10年的生存率优于全乳切除术，且提高了患者生活质量，已成为目前推行的手术方式。行腋窝淋巴结清扫和放疗的乳腺癌患者，易出现患侧上肢淋巴水肿及乳房淋巴水肿，其病理机制主要在于手术后淋巴管结扎、放疗引起的炎症和其他组织效应，引起淋巴堵塞，增加淋巴系统的负担，使大量淋巴积存于组织间隙内，导致淋巴液回流受阻，由于长时间的刺激使皮下淋巴循环受到改变，乳房的皮下脂肪组织出现纤维化、皮肤和皮下组织逐渐增厚，皮肤表面出现角化及粗糙，导致局部组织肿胀，形成乳房淋巴水肿。国内外研究表明，术后放疗手术的时间、腋窝淋巴结清扫的程度、BMI、切口位置、乳房大小、是否行术前活检等均是乳房淋巴水肿及水肿程度的重要因素。

因受乳房为敏感部位，患者及家属的传统观念，常见症状如沉重、多余、饱满、麻木感等易被认为是术后常见不适及临床表现不典型等影响，患者常不能正确描述自身症状，导致乳房淋巴水肿被忽视而出现误诊、漏诊、延迟就诊，加重了乳房淋巴水肿，还可能出现反复感染、腋网综合征等，这些均对患者淋巴水肿预后产生不利影响，患者生活质量下降。

（一）乳房淋巴水肿的症状

乳房淋巴水肿可发生在术后数天、几个月到几年，虽发生较早，但早期时通常无凹陷症状，随着淋巴水肿的进展，患者由初始的"沉重感"，局部逐渐出现红斑或红肿现象，局部皮温较正常组织升高，还可能出现肿胀感及其他不适或疼痛，据报道，乳房淋巴水肿患者对压力更敏感，疼痛水平更高，这也是乳房淋巴水肿的特有体征。

（二）乳房淋巴水肿的诊断与评估

乳房淋巴水肿通常在临床上通过对患者病史了解、临床症状、体格检查等初步诊断，还可利用超声、CT、MRI、淋巴管造影等检查手段来进行乳房淋巴水肿的诊断，但临床中，最适用的方法如下。

1. *初步诊断*　观察是否有肿胀的征象，如皮肤颜色的变化、外形、文胸肩带缝合处的压痕、橘皮现象等，并进行触诊，比较水肿处与正常皮肤的皮褶厚度。

2. *感染症状*　在治疗过程中，乳房经历手术后及放射治疗期间易出现炎症如：乳腺炎、蜂窝织炎、胸壁浅表血栓性静脉炎、肋软骨炎和血清肿，以及其他疾病如乳腺癌胸壁复发、炎性乳腺癌、血管肉瘤等，这些疾病都可能合并乳房水肿症状，因此在行淋巴水肿诊断时，要仔细鉴别。

3. *超声检查*　对于本身乳房较大的女性患者，水肿易被厚厚的乳房组织所覆盖，体格检查难度增加，这时医生可通过超声测量皮下组织层厚度对淋巴水肿进行诊断评估，超声具有高效、无创、操作简便等优势，但目前超声对于帮助淋巴水肿的临床分级研究甚少。

4. *乳房测量*　在评估乳房淋巴水肿时，医生通常用患者健侧乳房大小测量来进行对比，还可以通过拍摄照片，因为仅通过测量数据在评估水肿进展及治疗效果时，很难再现患者初始情况，值得注意的是，不管使用哪一种方法，必须每次使用一致的方式及技术进行测量及拍照，只有这样才能提供更可靠的参考价值。同时医生在诊断乳房水肿的确切位置时，应参考乳房象限及切口具体位置，最常见的乳房水肿位置为外侧下象限和内侧下象限。

（三）乳房淋巴水肿的治疗

由于乳房淋巴水肿易导致患者焦虑、抑郁等不良情绪的发生，甚至影响其生活质量的下降及相关并发症的担忧如感染、淋巴水肿进一步恶化等，乳房淋巴水肿的治疗逐渐受到患者及医务人员的重视。治疗乳房淋巴水肿最常见的方式为综合消肿治疗（CDT），这也已经成为淋巴水肿治疗的标准方法，其内容包括个性化皮肤护理、专业化徒手淋巴引流、低弹力绷带包扎及患侧肢体功能锻炼等。

1. *个性化皮肤护理*　乳房淋巴水肿患者易发生皮肤感染，细心的护理是CDT成功及减少治疗时间的重要影响因素，一般情况下，细菌和病原体是无法穿透皮肤的，但乳房在接受放射治疗的过程中，患者会出现不同程度的放射性皮炎，导致病原体及细菌的浸入，造成感染。因此应使乳房皮肤保持清洁及保湿，保持皮肤完整，严格做好卫生防护，及时处理皮肤的并发症。

（1）药膏、皮肤清洁用品的选择：致敏性低（先在健康皮肤进行测试，再用于淋巴水肿部位）、不含香料、中性（pH 值 5.0 左右）天然清洁用品进行皮肤清洁，清洁时注意轻柔，勿用力搓洗。

（2）对于乳腺下方皱褶处，要仔细清洁，避免水渍滞留皮肤上。

（3）保持皮肤的完整性，在蚊虫较多的夏季，适当使用驱蚊器及驱蚊药，避蚊虫叮咬增加感染风险，除外还应避免外伤的发生。

（4）皮肤保湿：每天至少使用两次保湿软膏及乳液，选择时避免使用含香精及刺激性较强的护肤品。

（5）内衣选择纯棉透气无钢圈内衣。

（6）避免毛发刺激，保持腋窝清洁干燥，放射治疗前可使用电动剃须刀剃去毛发，注意动作轻柔，避免皮肤受损。

2. 开通淋巴通路　在患者完全放松的状态下，采取坐位或平卧位，治疗师位于健康象限的对侧，在开通淋巴通路前，治疗师采用轻柔、有节奏的轻抚法，刺激局部交感神经的活性，促进淋巴液的定向流动；将手平放使用指腹，画静止圆，轻抚皮肤浅表淋巴结，依次开通锁骨上下、颈外侧深部淋巴结区，耳前、耳后及胸骨两旁淋巴结区、双侧腋窝及患侧胸部淋巴结区，双侧腹股沟淋巴结区，压力大小如正常抚摸新生儿头部时所施加的压力，休息阶段时手需完全放松；圆圈大小以可以拉伸皮肤作为参考，但手不应在皮肤上滑动；频率为每次轻抚 5 ～ 7 次。

3. 舒缓瘢痕组织　手术瘢痕破坏了许多血管及淋巴管，淋巴管修复的结构不太强，可能会出现缺少瓣膜或平滑肌的情况，而伤口愈合不良、瘢痕增厚、伤口发炎或形成瘢痕疙瘩都会导致淋巴液聚集在瘢痕区远端，患者在手术及放射治疗后，常会有患侧乳房紧致感、沉重感、牵拉感甚至偶有刺痛，在秋冬季皮肤干燥脱皮明显，伤口周围症状加重，因此治疗师在行徒手淋巴引流前，会先舒缓瘢痕组织，其操作方法为，沿患者伤口轻抚伤口瘢痕及皮下瘢痕（顺序：伤口处向上画静止圆，压力指向胸骨旁淋巴结及锁骨下；伤口处向下画静止圆，压力指向腹股沟），使瘢痕组织周围的结缔组织得到舒缓，减缓因瘢痕挛缩造成的淋巴管受压、变形所致的回流受阻、胸部紧致感及肩关节活动能力下降。

4. 徒手淋巴引流　MLD 首先应用于患者的颈部、胸部、上背部及腹股沟淋巴结处，其次应引流淋巴液从回流受阻的部位回流至正常部位。因乳房下部皮肤特别容易出现损伤及感染，因此在治疗期间应注意观察，并做好皮肤护理，手法轻柔，当伤口出现感染时，应停止 MLD，行抗感染治疗。其操作流程为：治疗师在患侧乳房沿浅表淋巴管走行用旋转法、定圈法、滑抚法进行轻抚；充分利用瘢痕周围的侧支通路，尽量避免穿过瘢痕；徒手淋巴引流顺序分为 4 个

☆ ☆ ☆ ☆

象限，内上象限的淋巴液引流至同侧锁骨上下淋巴结或至对侧腋窝淋巴结；外上象限的淋巴液引流至同侧锁骨上下淋巴结或颈部淋巴结；内下象限及外下象限的淋巴液引流至腹部或同侧腹股沟淋巴结；腋下及背部淋巴液引流至同侧腹股沟淋巴结；患侧肩部淋巴液引流至同侧颈部淋巴结或至对侧腋下淋巴结区，手法需轻、柔、浅、摩，以局部皮肤不发红为宜，压力保持在 25～30mmHg。另外，在强化治疗期间，还应鼓励患者每天至少行 20min 的自我治疗。

5. **压力治疗**　一般来说，乳房进行压力治疗难度较大，主要表现为压力难以掌控，且不易固定，但为了解决因淋巴液滞留造成肿胀进一步加重，使用弹力绷带、佩戴弹力文胸及背心非常重要。因此在徒手淋巴引流结束后，立即为患者包扎患侧乳房。主要分三层包扎，用物分别为管状绷带、聚酯棉衬垫及低弹力绷带。其操作流程如下。

（1）患者取坐位或平卧位，托起患侧乳房或在患侧乳房下以结实软垫作支撑。

（2）包扎绷带前，用低敏亲肤性乳液轻柔涂抹在患侧乳房。

（3）剪取适当的管状绷带，具体长度根据患者个体情况而定，一般为自患侧乳房下缘（嘱患者托起乳房）为起点沿着胸背部位绕两圈（缠绕以 50% 的重叠率），缠两圈后再从对侧肩部下至患侧背部缠绕，再沿着乳房自胸背部顺时针（缠绕以 50% 的重叠率）重复缠绕，整个缠绕过程中不施加压力。

（4）再取 6cm 和 8cm 的聚酯衬垫，同样用上述（3）方法进行重复缠绕，且不施加压力。

（5）取 8cm 的低弹力绷带用上述（3）方法进行加压包扎固定，低弹力绷带层包扎范围要求不超出管状绷带层及聚酯棉衬垫层。三层包扎范围需逐层缩小，方法为低弹力绷带层包扎范围小于聚酯棉衬垫层再小于管状绷带层。同时要求将管状绷带末端翻折在低弹力绷带外，这样既可以保护患者的皮肤，又可以提高患者舒适度。低弹力绷带层包扎松紧以能容纳一指为标准，因过于松弛就失去包扎产生的压力效果，若过于紧绷则有可能造成患侧乳房血液循环、淋巴循环障碍，适宜压力为 30～40mmHg。

6. **弹力文胸的选择**　在 CDT 治疗后，乳房消肿后，医护人员往往会给患者选择专业的淋巴水肿弹力文胸（接缝少、肩带宽，可成品，也可定制，能确保乳房获得有效支撑）的佩戴，以维持 CDT 治疗取得的效果，而在选择弹力文胸时，首先需测量乳房下方的周径，选择适合患者的尺寸，穿戴时可采用背部魔术贴来调整位置。

7. **其他治疗选择**　患者在淋巴水肿的病程发展中及 CDT 治疗过程中，可能合并不同程度的感染，因此在此阶段，淋巴水肿治疗师会通过广谱抗生素药物来预防及治疗与淋巴水肿相关的感染，在整个过程中应密切观察。

（四）放射治疗后乳房淋巴水肿患者的其他考虑因素

由于放射治疗是乳腺癌保乳术后的黄金标准方案，但放射治疗会导致软组织微循环缓慢、组织萎缩、缺血，形成瘢痕组织，而每位患者对放射治疗的耐受性不同，有些患者不会出现继发反应，有些患者在经历放疗后，其组织纹理、皮肤拉力和弹性变差，如果不接受物理治疗，会出现放射性纤维化。因此患者应在放疗期间注意皮肤保护，经常涂抹医生要求的药膏及保湿霜，避免皮肤干燥；淋巴水肿治疗师需拟定个体化方案，明确淋巴引流受到哪些阻碍，行 MLD 时引导淋巴液重新流向侧支血管和吻合支；使用 MLD 时，将双手放平画圆，轻柔地拉伸组织，软化并促进结缔组织重组；注意观察硬化程度的改变，及时谨慎调整 MLD 的力度。行 MLD 时，注意观察放射野皮肤的完整性，使用浅表 MLD 且力度很轻；指导患者合理调整生活方式及心理状态。

（五）结论

乳房淋巴水肿应受到医务人员及患者的重视，并做好淋巴水肿相关健康宣教，术后密切观察，早期功能锻炼。如果一旦发生淋巴水肿而没有及时治疗，将导致乳房淋巴水肿呈进行性加重，进一步导致外观异常、反复感染或腋网综合征的发生，且淋巴水肿易反复急性发作，每次发作后，淋巴水肿进一步加重，而慢性淋巴水肿往往更迁延难愈，严重影响患者的生活质量。因此，早期发现、早期干预尤为重要。

第 9 章

淋巴水肿随访与居家管理

第一节 淋巴水肿的随访管理

淋巴水肿作为一种常见的、长期存在的、进展缓慢的疾病，严重影响着患者生理、心理健康及社会关系。随着诊疗技术的发展及患者对生活质量的重视，淋巴水肿逐渐受到人们的关注，其诊断及治疗方式也更加规范化及普及化，但要达到减轻水肿及控制其他症状，其治疗需要医护人员、患者、家属的联动管理，主要分为医院强化治疗阶段及居家自我管理阶段，医院强化治疗阶段的时间长短因患者淋巴水肿的严重程度而异，而居家自我管理阶段是一个终身的过程，患者在自我管理的同时，还需定期接受医护人员及治疗师的检查，即随访。随访是指医疗机构根据医疗、科研及教学的需要，对曾在医疗机构就诊的患者，随访人员以电话、邮件、微信、随访 APP 主动联系患者或患者按医生规定时间到门诊接受检查，其内容包括了解患者的生理心理社会需求、治疗疗效、判断病情变化，并为其开具相关检查、调整治疗方案、进行个体化健康宣教等，以促进患者康复的一种医疗护理服务的延续方法。目前，有些国家已开展社区淋巴水肿治疗中心或门诊，为患者提供医院 - 社区一体化的延续性护理服务模式，但我国淋巴水肿的研究开展较晚，对延续化护理模式的探寻还尚在起步阶段。目前各大肿瘤专科医院也在陆续开展淋巴水肿专科门诊，但其主要方向仍为淋巴水肿的预防、诊断及治疗方面，对于淋巴水肿的随访研究甚少或欠缺。

一、随访的目的和意义

淋巴水肿的康复需要一个长期的、系统的、具备较强依从性的终身管理的过程。对于淋巴水肿患者而言，在院强化治疗后需要进行长期的自我管理以维持、增强治疗效果，而居家维持治疗的专业性及依从性是淋巴水肿治疗成功与否的关键。就国内淋巴水肿的治疗现状来讲，由于淋巴水肿治疗在国内开展较晚、开展系统研究及治疗服务的医疗机构较少、患者对淋巴水肿相关知识了解甚少及淋巴水肿治疗费用目前纳入医保的地区较少致患者自行承担费用高、而

CDT 治疗时间一般较长，其技术要求较高、治疗疗效存在个体差异性，且整个治疗过程需要患者和治疗师密切配合，后期仍需居家进行长期自我管理以维持治疗效果等原因，导致患者延迟淋巴水肿的治疗；还有一部分患者在淋巴水肿治疗过程中，在没有达到理想的强化治疗疗效而自行终止或延迟，直接进入到居家维持阶段；在居家维持阶段，由于淋巴水肿的维护需要花费一定的时间及毅力，且操作存在一定的难度，加之出院后受条件限制，缺乏医务人员的监督或监督力度不够，患者遇到的许多问题不能得到正确及时的解决，均可能导致患者自我管理依从性下降，最终导致淋巴水肿症状加重，反复发生，并发症增加，严重影响患者不良情绪的发生，降低患者的生活质量。因此，就国内淋巴水肿治疗需求来讲，亟须加强对淋巴水肿治疗的随访管理，主要包括强化治疗阶段的依从性监督及居家维持治疗阶段的专业指导及定期门诊随访，以达到早期发现、早期干预、及时且规范治疗淋巴水肿，最终提高患者生活质量的目的。

二、淋巴水肿患者管理

（一）淋巴水肿护理专科门诊的开展

近年来，随着医疗技术的不断发展和人们对健康服务需求的多元化，我国医疗服务范围逐渐扩大，据统计，我国淋巴水肿患者近千万，为了满足淋巴水肿患者就医需求，三级甲等综合医院及肿瘤专科医院陆续成立了淋巴水肿护理专科门诊，其内容主要包括为患者提供治疗、康复、咨询、居家护理指导服务等。

1. *诊室筹建、硬件配置*　就诊等待区、健康宣教区、诊查区、治疗区。

2. *组织架构*　采取领导小组与专家小组双线负责制。领导小组由院长负责，医务部、护理部、医技部门共同协调项目实施，门诊办及护理部统一管理。

3. *门诊人员配置及工作分配*　具体由国际淋巴水肿治疗师负责，负责内容包括：①门诊看诊；②院内会诊；③成立团队及负责培训；④质量控制；⑤监督治疗室工作；⑥技术更新；⑦负责技术下沉基层等。

由淋巴水肿治疗师（具有国际淋巴水肿治疗师资质）负责门诊看诊，联合医疗（皮肤科、放疗科、疾病专科等）、影像等多学科参与，对患者行淋巴水肿程度及类型的评估，并制订综合消肿治疗方案；除此之外，淋巴水肿治疗师（具有国际淋巴水肿治疗师资质）还要负责院内疑难问题会诊、维护；负责淋巴水肿治疗专职护士培训；成立淋巴水肿小组或团队；制定淋巴水肿治疗相关质量控制标准；及时更新淋巴水肿相关操作流程；参与淋巴水肿治疗室患者的治疗监督、治疗师的工作指导、维护治疗室正常运行；接受院护理部质量控制检查及门诊管理。

4. *淋巴水肿治疗室人员配置及工作分配*

（1）人员配置：治疗室由 5 ～ 10 名淋巴水肿治疗专职护士（经过淋巴水肿

☆☆☆☆

专业培训并考核合格）组成。

（2）工作时间：治疗室工作时间每周一至周五（具体因各医院门诊管理而定）。

（3）工作内容及范围：承接在院及出院患者患肢肿胀管理；接诊淋巴水肿门诊看诊后并明确诊断的淋巴水肿患者，为患者提供淋巴水肿的评估、健康宣教，实施综合消肿治疗；负责院内患者淋巴水肿的处理，治疗指导及健康宣教；配合院内培训，以及进修带教；负责淋巴水肿治疗患者随访，给予居家护理指导；将疑难问题备案，准备资料，参与淋巴水肿小组的讨论并记录及实施；收集淋巴水肿患者相关资料，并予以整理和信息录入。

5. 健康宣教及科普宣传　健康教育是一种通过有计划、有组织、有系统的社会教育活动提高人们的健康意识，形成健康的生活方式，消除或减轻影响健康的危险因素，减少疾病的发生，提高人们生活质量。目前，我国淋巴水肿知识普及不足，很多医务人员、患者及家属仍存在认知误区，对终身康复管理更是缺乏概念，严重影响或延迟淋巴水肿康复。有研究显示，及时准确地为临床医生及患者提供淋巴水肿相关知识，在治疗上与淋巴水肿预防相结合，对患者实施针对性的健康教育方式，可以达到患者控制或减轻淋巴水肿症状，减少发病率。

（1）多形式的健康教育：淋巴水肿护理专科门诊、淋巴水肿治疗室及科内成立健康宣教手册展览区，制作并发放相关健康宣教手册。

（2）科普推文：通过微信公众号、随访APP等推送淋巴水肿科普文章。

（3）制作微视频：对文化程度低、年老患者给予更直观的指导。

（4）开展淋巴水肿相关健康讲座：向社会及患者普及淋巴水肿相关知识。其内容主要包括：淋巴水肿好发人群与预防措施、淋巴水肿的危害及常用治疗方法介绍、淋巴水肿治疗期间自我维护技巧、简易版CDT技术及治疗配合要点等。

（二）随访方式及内容

1. 建立患者健康管理档案　对淋巴水肿首诊患者建立患者电子健康管理档案，包括患者的基础信息、专科信息（肢体水分检查结果、患者淋巴水肿肢体及特殊部位周径、水肿相关照片、皮肤坚硬度，水肿类型等）、其他临床信息等，并完善治疗前病史资料；患者的治疗方案；患者及其家属签署知情同意书；选择持续性随访方式：随访APP、电话、微信、邮件、互联网＋等。

2. 治疗前准备　淋巴水肿治疗小组根据患者病史病情及家庭社会支持情况进行综合分析，制订个体化治疗方案或进行转诊；告知患者治疗阶段需要的用物，预约治疗时间、交代注意事项，督促患者如期接受治疗。

3. 实施淋巴水肿治疗　根据淋巴水肿小组制订的个体化方案实施淋巴水肿治疗，具体详细方法因人而异。

4.心理护理　淋巴水肿患者在疾病期间，不仅要承受淋巴水肿相关症状带来困扰，还要面临经济、社会等各方面的压力，给患者带来不同程度的消极情绪，导致患者自我管理下降，直接影响治疗疗效。为了促进患者的自我管理，医务人员应重视患者心理感受，积极引导患者情绪，帮助患者提高家庭社会支持，对改善患者生活质量有重要作用。患者在整个治疗过程中，淋巴水肿治疗师可以采用心理痛苦管理筛查工具对患者进行心理评估，必要时联系心理门诊及时给予心理治疗。

5.规范肿胀肢体照片拍摄　自治疗日起(第一次为治疗首日)每周拍照 1～2 次，具体要求如下。

(1) 每次拍照需选择同一体位、角度、高度。

(2) 良好的拍摄环境。

(3) 每次拍摄后必须进行回顾查看，如相片模糊或对比其体位、角度、高度不同时需及时重拍。

(4) 拍摄范围要求：一张患肢，一张双上／下肢，一张近景皮肤。

6.规范肿胀肢体周径测量　患者首诊时、初次治疗时测量（也可根据医疗机构自行规定测量点进行），自治疗日起坚持每天测量，连续一周后，间隔 1～2d 测量。具体要求如下。

(1) 首次测量健侧手臂和治疗前手臂周径，测量点设立为上肢患肢虎口、腕横纹上 5cm、肘横纹下 10cm、肘横纹上 10cm、腋窝 5 个点；下肢水肿患者 5 点腿径，测量点设立为中指根下 5cm、外踝上缘上 5cm、髌骨下缘下 10cm、髌骨上缘上 10cm、髌骨上缘上 20cm。

(2) 运用纵向标尺或标记定位，横向测量周径，并记录。

7.随访内容

(1) 建立淋巴水肿微信公众号，定期推送淋巴水肿相关知识及康复知识。

(2) 确定有效的随访方式：随访 APP、电话、微信、邮件等，并及时解答患者及家属的疑问。

(3) 回访：患者治疗 1 个月内，治疗师每周回访 1 次，治疗后 2～6 个月，每月回访 1 次，主要了解患者依从性、心理、水肿消退、皮肤护理、功能锻炼情况及自我护理中存在的问题，给予具体指导，做好记录管理；每周末监督患者监测水肿情况，并填写记录表，内容包括（以下肢水肿为例）5 点腿径（中指根下 5cm、外踝上缘上 5cm、髌骨下缘下 10cm、髌骨上缘上 10cm、髌骨上缘上 20cm）、体重、自我症状等。

(4) 门诊复查：患者强化治疗后 1 个月、2 个月、6 个月返院复查时，治疗师进行水肿肢体及部位的测量，了解患者水肿消退及自我管理情况，并进行一对一指导。

（5）对于不能坚持淋巴水肿自我维护患者，其效果往往不理想，或在这期间，水肿加重，随访管理人员应让其回到淋巴水肿治疗室进行 CDT 的后续治疗，其治疗频率应根据患者的具体情况而定。

第二节　淋巴水肿患者的居家管理

在大多数情况下，患者的居家护理管理一般由淋巴水肿治疗师负责监督，患者及家属全程参与居家维护。成功的淋巴水肿管理需要在强化治疗阶段的同时加强居家维护，而在强化治疗阶段结束后仍需进行终身居家管理，在居家维护期间，淋巴水肿治疗师需为患者提供一些信息并进行宣教，患者也应具备必要的操作技能，如自我完成穿戴绷带、患者自我淋巴引流（SLD），因此淋巴水肿治疗师需要教会患者皮肤护理、绷带包扎、压力袖套、压力衣及压力袜的穿戴、SLD 技术，以及水肿肢体或部位的测量方法。居家管理内容如下。

一、强化治疗结束前

强化治疗前发放淋巴水肿居家护理手册，内容包括饮食宣教、运动宣教、患者水肿情况记录等。

二、皮肤和指（趾）甲护理

患者应使用在强化治疗阶段学习的清洁及保湿方法，每天 2 次使用合适的保湿产品，在每次清洁皮肤后选用天然植物性润肤露涂抹；剪指（趾）甲时应注意长度，避免外伤，保持皮肤的健康完好；水肿患者及部位不戴首饰、手表、项链等衣物选择宽松柔软的纯棉衣物；外出时注意不被蚊虫叮咬，避免宠物抓伤肢体，避免待在过冷或过热的环境，防止皮肤冻伤或灼伤；适当选择家务，避免重体力劳动及易外伤的劳动，洗衣时佩戴手套，并及时涂抹护手霜。

三、自我徒手淋巴引流

为了保证淋巴水肿治疗疗效，患者在居家期间应每天至少进行 1～2 次，每次 10～15min 的简单的自我 SLD 和呼吸练习。值得注意的是，自我 SLD 需在锻炼计划之前进行，SLD 完成之后再进行压力治疗功能锻炼。具体操作详见第 5 章第三节。

四、自我绷带包扎及注意事项

在强化治疗期间，患者的绷带可能会出现轻度滑动的情况，患者需要自行调整绷带，以避免弹力绷带松脱，影响治疗疗效；患者在居家自我护理期间，

☆ ☆ ☆ ☆

绷带包扎需压力均匀，从肢端向近心端逐步递减，尽量达到 23h，至少保持 8h 以上；绷带包扎需保持平整、美观，注意观察指（趾）端颜色是否苍白及麻木感疼痛感；详见本书第 7 章第四节。

五、功能锻炼

一般情况下，患者在行 MLD 或自我 SLD 治疗后 10 ～ 15min 进行锻炼，每天 2 次，锻炼时应穿着弹力绷带或弹力袖套、弹力袜、弹力衣（水中锻炼除外），锻炼时衣着宽松，并在锻炼结束后抬高肢体休息 10 ～ 15min。对有淋巴水肿患者或有淋巴水肿风险患者，一个良好的锻炼计划可改善肢体的灵活性、关节活动度，促进淋巴引流和水肿区域的静脉回流，以减少肿胀肢体大小和相关症状。锻炼的原则应采用渐进式锻炼计划，从轻度锻炼开始，随着时间推移适当增加强度的渐进式锻炼计划，其强度因人而异，避免增加水肿、拉伤、肌肉损伤的风险，同时患者应观察并感受水肿肢体对锻炼的反应。目前消肿锻炼计划有益的方式有瑜伽、游泳、步行等，而举重、跑马拉松并非淋巴水肿锻炼的最佳选择。锻炼过程中需及时观察患肢水肿情况、肢体及部位的大小、形状、质地、沉重度、舒适度及紧致度，任何变化都需要谨慎，需要调整锻炼方式或终止此项锻炼，并及时联系淋巴水肿治疗师。详见本书第 5 章第三节。

六、家庭支持

由于患者自我护理需长期进行，终身呵护，自我完成过程中某些操作受限制，因此需家属对绷带使用及消肿治疗方法予以熟练掌握，以便为患者提供有效的家庭护理。

七、淋巴水肿患者旅行

对于淋巴水肿患者或有患淋巴水肿风险的患者，航空旅行极具挑战性。因为，在高空中，机舱压力是低于地面上的大气压，使人体结缔组织中的压力改变，以及机舱环境（座位、空气质量）等，都可能增加患者发生水肿的风险。因此，建议患者在航空旅行时佩戴弹力衣或压力绷带；机舱内多喝水或果汁，减少干燥；可以的情况下增加机舱内走路，座位下留出空间用于伸展和锻炼腿部，同时做好防晒，驱蚊措施。上肢水肿患者佩戴手绷带及手臂袖套，要经常抬高手臂，并行肌肉收缩锻炼。注意患者切勿在未抵达目的地之前脱掉弹力衣和其他绷带，当抵达目的地后，淋浴和小睡是首要任务。

八、其他注意事项

体重和天气变化也可能引起淋巴水肿病情的改变，女性患者通常在月经期

☆ ☆ ☆ ☆

间会出现生理学水肿加重，一般在遵循居家护理管理后这些症状会自行缓解。

1. 避免外伤，如皮肤割伤、组织撕裂增加水肿风险。

2. 禁止在淋巴水肿肢体或有风险的肢体注射、静脉穿刺、测量血压、佩戴首饰。

3. 积极进行有益的活动，如治疗师制定的淋巴水肿锻炼计划、游泳、自我MLD、瑜伽、步行等。

4. 营养，淋巴水肿患者对饮食没有特殊要求，保持营养均衡、低盐低脂高纤维，保持理想体重，我国成人 BMI 标准范围为 $18.5 \sim 23.9 \text{kg/m}^2$。

5. 穿着以宽松、舒适、纯棉为主，文胸宜肩宽并带衬垫。

6. 避免高温及冰冷刺激，如阳光下暴晒、桑拿、泡温泉、太近的烤火、热敷等，夏天避免空调温度太低、冰敷等。

7. 其他，身体出现症状，如发热、皮肤发红、疼痛、皮疹等应立即前往医院就诊。

第三节 淋巴水肿常用表格

为观察淋巴水肿治疗疗效及影响因素，通常治疗师会定期对患者进行水肿肢体的监测，并了解患者家庭社会支持情况、心理状态、疾病知识的了解等，淋巴水肿治疗师会制定相关记录表格，并引用一定量表，通常如下：①患者的基本信息；②临床疾病信息；③淋巴水肿评估；④淋巴水肿相关知识了解；⑤照片使用授权委托书；⑥隐私条例患者同意书；⑦心理评估表；⑧淋巴水肿相关量表；⑨生活质量相关量表等表格，其表格的内容及填表方式可根据当地医疗机构要求进行制定。

第 10 章
案例分享

淋巴水肿是因为淋巴循环障碍引起淋巴液在组织间隙滞留所引起的，包括组织水肿，慢性炎症、脂肪组织沉积及组织纤维化硬化等一系列病理改变。主要发生部位为四肢。继发性淋巴水肿以肿瘤及肿瘤治疗相关为主，比例高达50%，可引起功能障碍（重者形成象皮肿并导致残疾）、反复感染、难治性溃疡、易恶变等，由于其病症的长期性和治疗上的顽固性开始引起人们的关注。淋巴水肿综合消肿治疗（CDT）是目前世界上应用最为广泛，效果最为肯定的治疗方法。主要包括皮肤护理、手法淋巴引流（MLD）、压力绷带包扎、功能锻炼等步骤。

我院是西部地区首家开展淋巴水肿诊疗工作的肿瘤专科医院，淋巴水肿康复门诊于2018年1月8日正式开诊，并相继开展淋巴水肿康复治疗室，患者覆盖全国近10个省市自治区，远至西藏、新疆、青海，病种涉及宫颈癌、子宫内膜癌、乳腺癌、前列腺癌、头颈部肿瘤等恶性肿瘤患者，以及外伤感染患者，原发性淋巴水肿患者。截至2023年底累计收治患者5800余人次，CDT治疗12 350余人次，缓解率100%。以下呈现部分经典案例和特殊案例。

★案例1 一例宫颈癌患者左下肢Ⅲ期淋巴水肿

【基本情况】

患者，女性，56岁。

诊断：Ⅰa期宫颈癌术后放化疗后。

职业：工人，夫妻均为工薪阶层。

家庭：已婚，丈夫照顾细致入微，育有一女，大学毕业，已工作，社会支持好。

【病史介绍】

2012年1月，确诊Ⅰa期宫颈癌，行宫颈癌广泛切除术后放化疗至同年8月。

2012年7月，患者出现左下肢肿胀进行性加重，自觉患肢沉重、坠胀，活

☆ ☆ ☆ ☆

动能力逐渐受限，常年各地求医无果。

2016 年 9 月，外院确诊双下肢继发性淋巴水肿，并继续四处就医，均无效。

2017 年 10 月 9 日，于我院淋巴水肿康复门诊就诊，通过评估排除禁忌，当日淋巴水肿康复治疗室接受第一次治疗，12 月 11 日，院内 30 次 CDT 强化治疗结束，患者居家护理维持治疗持续进行至今，症状明显好转。

【体格检查】患者生命体征平稳，表情焦虑，情绪低落，精神尚可，心肺腹查体未见明显异常。双下肢非对称性肿胀，非凹陷性水肿，左下肢整体明显粗于右下肢。

左下肢重度肿胀，膝关节及踝关节处脂肪组织堆积，外观畸形；皮肤颜色淤红、皮温略高、干燥、毛孔粗大、严重角化、疣样增生，踝关节处褶皱深伴陈旧皲裂，小腿及足背有淋巴液漏愈合后痕迹；大腿局部、小腿、足部大面积纤维化、硬化，质硬、板状、象皮样改变。右下肢整体轻度肿胀，外形接近正常肢体，质软。具体见图 10-1 和图 10-2。

【康复评定】

膝关节活动范围：主动屈膝 60°，足尖内旋、外旋、足背屈、趾曲均严重受限（表 10-1）。

【诊断】继发性Ⅲ期淋巴水肿（象皮肿）：根据患者肿瘤疾病及抗肿瘤治疗史（手术＋放化疗），淋巴水肿典型症状——AFS 征（A：非对称性水肿，F：硬化、指端褶皱加深，S：Stemmer 征阳性，即因为组织增厚，不能捏起第二指 / 趾根基的皮肤），结合 M.Foldi-Brunner 欧洲认可的淋巴水肿分类标准，该患者

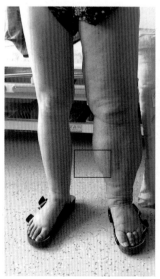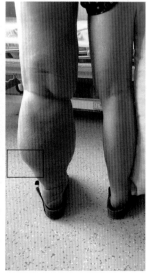

图 10-1　疣样增生曾发生淋巴液漏

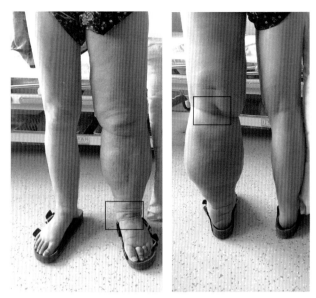

图 10-2　褶皱严重角质化皮肤干燥、有皲裂

表 10-1　患者自我报告评估

项目	院内治疗前评分	备注
疼痛 NRS	2 分	左下肢胀痛，无压痛
心理 DT 筛查	7 分	4 分及以上为明显心理问题
焦虑自评量表 SAS	72 分	重度焦虑
抑郁自评量表 SDS	68 分	中度抑郁
日常生活能力评定	65 分	65 分，患者在穿衣、如厕、平地行走、上下楼梯四项上失分

被确诊为淋巴水肿 Ⅲ 期，象皮肿。

【鉴别诊断】有手术史及放疗病史，B 超检查排除深静脉血栓，MRI、彩超复查排除局部转移。

【治疗方案】

（一）排除禁忌证

无心力衰竭、肾功能无异常、无感染、无局部癌性转移、无合并血栓；患肢皮肤无严重感染、破溃。

（二）康复目标

1. 改善患者淋巴水肿状态，提高患者日常生活能力。

2. 改善患者下肢功能，恢复患者健康状态。

☆ ☆ ☆ ☆

3. 保持皮肤完整性，无感染发生。

4. 给予专业心理支持，患者消除焦虑，重拾自尊，恢复社会功能角色。

（三）康复措施

1. 心理疏导　采用倾听、共情、信息支持等技术降低患者心理痛苦水平。

2. 拟定 CDT 治疗方案、计划，知情同意，用物准备

治疗计划及方案：CDT 1 次 / 天，一疗程 20 次。方案包括皮肤护理、MLD、空气波压力治疗、弹性绷带包扎、功能锻炼。根据淋巴水肿严重程度不同，患者每次治疗时间在 1 ～ 2h。签署知情同意书。用物准备包括润肤露、淋巴水肿专用压力治疗产品、空气波压力治疗仪。该患者结束一疗程治疗，水肿有所缓解后外出旅游出现病情反弹，再次院内行 10 次 CDT，共进行 30 次。

3. 实施淋巴水肿综合消肿治疗

（1）采集数据：见表 10-2 和图 10-3。

表 10-2　患者 2017 年 10 月 9 日首次测量数据

尺寸（cm）	0	10	20	30	40	50	60	70
左下肢	27	31.5	49.5	55	55	53	53.5	53.5
右下肢	23	25	32.5	36	33	40.5	44	49.5

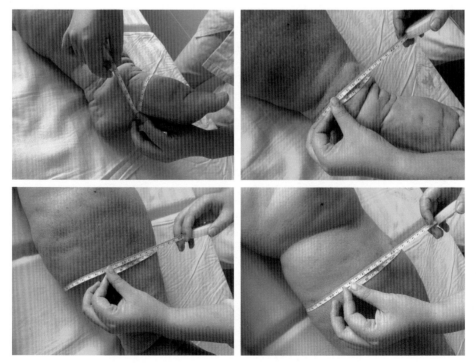

图 10-3　患者 2017 年 10 月 9 日首次测量

☆ ☆ ☆ ☆

（2）皮肤护理：指导患者操作前清洁皮肤，患肢涂润肤露保持滋润，纤维化、硬化皮肤涂抹喜辽妥软膏软化皮肤。

（3）MLD 技术

原则：MLD 包含淋巴结开通及手法引流，淋巴开通每部位 10 ～ 15 次，手法引流每部位 5 ～ 10min。

总原则：先开通，后引流；手法轻、慢、柔，有节律；先健侧、后患侧；引流部位顺序从近心端到远心端，引流手法方向依淋巴走向从远心端至近心端。

① 开通淋巴结：按照淋巴循环方向开通头颈部、胸部、腋下、腹部、腹股沟等处淋巴结。

② MLD：将下肢分大腿、小腿、足三部分，依次进行手法引流，并穿插腘窝、踝关节处淋巴开通。独立或组合使用泵送法、铲送法、雨刮法、定圈法、旋转法等手法，按照正常淋巴引流方向，从背面向正面、沿向心方向引流。将下肢分为三部分，每部分分为三个面，引流时先健侧再患侧。从近心端至远心端分段完成，引流方向为远心端至近心端。手法轻、慢、柔、有节律，1 ～ 2s 1 次。

③ 空气波压力治疗促进淋巴回流：手法引流后配合使用空气波压力治疗。该患者治疗初期腿围过粗，无法使用该治疗仪，经过治疗，左下肢腿围缩小一定程度后，加入治疗仪辅助治疗。

④ 弹性绷带包扎：治疗结束左下肢使用低弹性绷带产品进行梯度压力包扎（压力根据患者指端皮肤、感觉等判断）。从足部开始进行，采用 "8" 字缠绕法与螺旋向上法进行包扎。绷带包扎 8h 以上，一般 24h，效果更好，纤维硬化处结合高密度泡沫促进局部组织压力改变，加速组织软化（图 10-4）。

⑤ 下肢功能锻炼：绷带包扎下行肢体功能锻炼，包括热身、关节活动，每个动作重复练习 10 ～ 20 次，每日 2 ～ 3 次。

⑥ 健康指导：保护患肢不受伤害，不做损伤性操作，避免受伤、搔抓、蚊虫叮咬；严禁冷 / 热敷、热水泡脚、泡温泉、蒸桑拿；保持皮肤滋润；避免久站、久坐或过量运动（广场舞、跑步、爬高山等），减少长途旅行，必要时使用弹力绷带保护；坐位、卧位时，抬高患肢，促进淋巴液回流。

⑦ 居家管理：淋巴水肿治疗包括强化治疗（院内完成）和维持治疗（主要居家）。该患者治疗效果稳定，在院内完成治疗，熟悉掌握自护方法后回到家中继续居家自护管理，并根据症状缓解情况和依从性动态调整。最初每日手法引流＋弹性绷带包扎＋功能锻炼。2018 年 5 月院内淋巴水肿康复门诊复查，经评估指导患者改为白天穿 3 级压力弹力袜、夜间使用弹性绷带，继续每日手法引流＋功能锻炼。2019 年 6 月，微信视频指导患者穿弹力袜＋功能锻炼，手法引流由每天 1 次改为每周＞ 3 次。2020 年 7 月门诊复查至今，指导患者每周 1 ～ 2 次手法引流，弹力袜每日维持，日常活动即可。

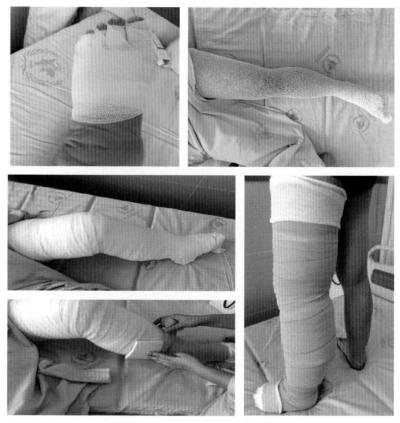

图 10-4 为患者进行弹力绷带包扎

⑧随访：采用"互联网+"模式进行随访，同时定时门诊复查。吸收患者入淋巴水肿康复群，由专人（主要为国际淋巴水肿治疗师）进行线上指导，定期随访，了解患者自我护理现状，同时解决问题和动态调整自我护理方案。病情如果出现异常或反弹，应立即就医。

（四）效果评价

1. *院内治疗效果评价*　每周测量周径数据、采集患肢外观影像资料，患者主观感受（如肿胀、紧绷、沉重、僵硬、麻木、疼痛等）等，以动态评估治疗效果，见表 10-3 和图 10-5。

表 10-3　院内 CDT 30 次左下肢部分数据对比（单位：cm）

日期	标记点	0	1	2	3	4	5	6	7
2017-10-09	左下肢	27	31.5	49.5	55	55	53	53.5	53.5
	右下肢	23	35	32.5	36	33	40.5	44	49.5

☆ ☆ ☆ ☆

续表

日期	标记点	0	1	2	3	4	5	6	7
2017-11-19	左下肢	25	27	40.5	45	46	43	47	54
	右下肢	22	24	31	35	32	39	42	47
2017-11-25	左下肢	26	27	40	41.5	38	42.5	46	52.5
	右下肢	23	24	31	34.5	32	39	42	47
2017-12-11	左下肢	25	26	38	34	33	38	42	52
	右下肢	22	24	30	33	32	38	42	46

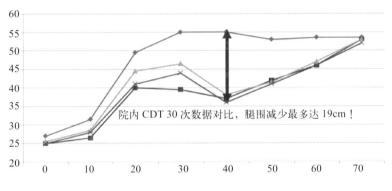

图 10-5　院内 CDT 30 次数据对比

（1）组织状态及症状评估：皮肤皮温正常，淤红减轻、毛孔缩小、皱褶变浅、皲裂愈合，纤维硬化明显变软；自主症状沉重感、坠胀感等明显减轻。

（2）患者自我报告评估转归：患者舒适度明显改善，生活能力明显提高，见表 10-4。

表 10-4　患者自我报告评分对比

项目	院内治疗前评分	院内治疗后评分
疼痛 NRS	2 分	0 分
心理 DT 筛查	7 分	0 分
焦虑自评量表 SAS	72 分	23 分
抑郁自评量表 SDS	68 分	14 分
日常生活能力评定	65 分	100 分

2. 居家自评　主观症状持续减轻或维持，无并发症，生活质量不断提高。

首次治疗、治疗 27d 后、2018 年 5 月左下肢局部皮肤恢复：淤红减轻、毛

☆ ☆ ☆ ☆

孔缩小、皱褶变浅、纤维硬化消失，见图 10-6。

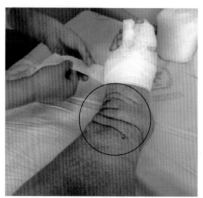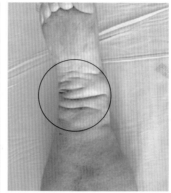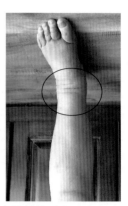

图 10-6 首次治疗、治疗 27d 后、2018 年 5 月左下肢局部皮肤恢复对比

2019 年 6 月复查及微信返回的影像资料显示，左下肢除足踝及趾根部仍稍肿胀伴皱褶外，大腿、膝盖、小腿、踝关节处肿胀完全消失，在穿着弹力袜的状态下，外观上接近正常（图 10-7）。2021 年 7 月微信返回的影像资料显示下肢状态较前一致，未反弹及加重。目前生活、工作、社交均能正常进行，自信心及满意度极高。

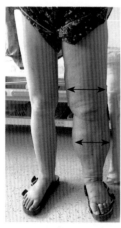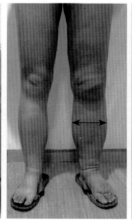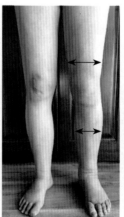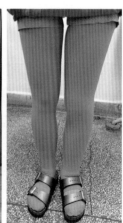

图 10-7 2017 年 10 月 9 日治疗前、院内 30 次 CDT 治疗结束后、2019 年居家护理复评、2020 年 7 月 27 日复评

【小结】本例案例是一例非常经典的下肢Ⅲ期淋巴水肿案例，淋巴水肿所特有的表现，如双下肢非对称性肿胀、非凹陷性水肿、脂肪组织堆积，严重角化、疣样增生，大面积纤维化、硬化、象皮样改变、AFS 征在此病例上均有所体现。该病例治疗的难点在于病程长、患者水肿程度严重、皮肤问题突出。经过院内

☆　☆　☆　☆

30 次的强化治疗及持续的居家护理后，患肢症状有明显的改善，左下肢除足踝及跚根部仍稍肿胀伴皱褶外，大腿、膝盖、小腿、踝关节处肿胀完全消失，在穿着弹力袜的状态下，外观上接近正常，患者满意度极高。

★案例 2　一例乳腺癌患者左乳Ⅲ期淋巴水肿伴感染

【基本情况】

患者女性，30 岁，职业：工人。

诊断：左乳浸润性导管癌，淋巴结 1/6 转移。

家庭：未婚，乳癌治疗期间由外婆照顾，社会支持好。

【病史介绍】

2020 年 12 月因发现左乳黄豆大小肿块入院，入院后行左乳肿块切除 + 前哨淋巴结活检术，术后诊断为左乳浸润性导管癌，淋巴结 1/6 转移。

2021 术后 EC-T 方案化疗 8 周期；化疗后行 25 次左乳及左腋窝放疗。

2021 年 8 月，患者出现左乳肿胀，未予以重视，也未向家人提及。

2022 年 1 月，患者因左乳持续肿胀发红，在外婆的陪同下来院就诊。

2022 年 1 月 21 日于我院接受第一次治疗，同年 11 月，院内 15 次 CDT 强化治疗，患者居家护理维持治疗持续进行至今，症状明显好转。

【体格检查】患者生命体征平稳，表情焦虑，情绪低落，精神尚可，心肺腹查体未见明显异常；左乳肿胀、皮肤发红、干燥、脱皮，乳晕及左侧腋窝脱皮严重，毛孔增大。

触诊：左乳凹陷性水肿，皮肤增厚，纤维硬化，皮温增高，乳晕周围皮肤菲薄，易破溃。左乳肿胀、皮肤发红、干燥、脱皮，乳晕及左侧腋窝脱皮严重，毛孔增大，皮温增高，乳晕周围皮肤菲薄，易破溃。

（一）排除禁忌证

无心力衰竭、肾功能无异常、无局部癌性转移、无合并血栓。

（二）康复目标

1. 改善患者淋巴水肿状态。

2. 指导患者能正确面的自身形象的改变，采取应对措施恢复自身形象。

3. 保持皮肤完整性，无感染发生。

4. 给予专业心理支持，患者消除焦虑，重拾自尊，恢复社会功能角色。

（三）康复措施

1. 心理疏导　采用倾听、共情、信息支持等技术降低患者心理痛苦水平。

2. 准备　拟定 CDT 治疗方案、计划，签署知情同意书，用物准备（润肤露、喜辽妥、百多邦）。

☆ ☆ ☆ ☆

3. 实施淋巴水肿综合消肿治疗

（1）采集数据：尺寸，腋中线平乳头至胸骨中线；左侧 31cm，右侧 32.5cm。

（2）1 ～ 3d 行皮肤护理：保湿，柔软毛巾湿热敷乳晕及腋窝皮肤，湿敷后涂抹保湿乳液。对于皮肤发红、硬化、皮温增高的区域，予喜辽妥＋百多邦间断涂抹后直接绷带加压包扎，暂不行徒手淋巴引流手法及气压治疗。

第 4 天皮肤护理后采取进行徒手淋巴引流至右侧腋窝、左侧腹股沟；使用低弹性绷带产品进行梯度压力包扎，纤维硬化处结合高密度泡沫促进局部组织压力改变，加速组织软化，绷带包扎 20h 以上，同时进行功能锻炼，见图 10-8。

（3）功能锻炼：深呼吸；颈部活动；绕肩：从后向前做绕肩运动；扩胸运动每个动作重复练习 10 ～ 20 次，每天 2 ～ 3 次。

（4）健康指导：保持乳房清洁卫生，避免使用含有刺激成分的洗浴产品。在清洁时轻柔地擦拭皮肤，避免用力揉搓；使用润肤乳保湿皮肤，避免抓挠皮肤，皮肤干燥、脱皮处不能用手撕脱，以免发生感染；避免重负荷的运动。

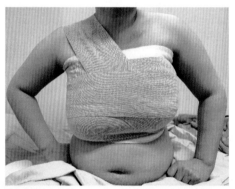

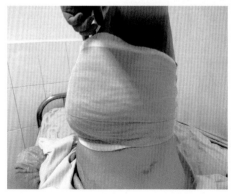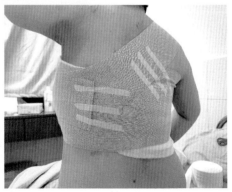

图 10-8　绷带包扎示意图

（四）效果评价

1. 周径测量　经过院内 7d CDT 治疗，患乳周径缩小 1cm，见表 10-5。

表 10-5 CDT 治疗 7d 对比

周径（cm）	左侧乳房	右侧乳房
第一次治疗前	31.5	32.5
治疗第 3 天	31	32.5
治疗第 7 天	30.5	32.5

2. **组织状态及症状评估** 皮肤皮温正常，淤红减轻、毛孔缩小、纤维硬化明显变软（图 10-9）；自主症状沉重感、坠胀感等明显减轻。

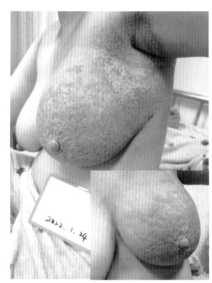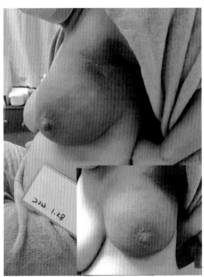

图 10-9 淤红减轻、毛孔缩小、纤维硬化明显变软

3. **患者自我报告评估转归** 患者自我报告评分对比见表 10-6。

表 10-6 患者自我报告评分对比

项目	院内治疗前评分	院内治疗后评分
疼痛 NRS	1 分	0 分
心理 DT 筛查	6 分	0 分
焦虑自评量表 SAS	76 分	20 分
抑郁自评量表 SDS	68 分	10 分
日常生活能力评定	90 分	95 分

（五）居家护理

患者配合度较高，院内强化治疗效果较好，调整治疗方案以居家护理为主，

☆ ☆ ☆ ☆

半个月～1个月予门诊复查。

患者半个月后门诊复查，居家维持护理2周效果理想；皮肤正常；大小形体正常（图10-10）。

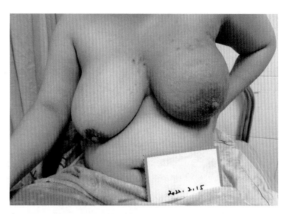

图 10-10　居家维持护理 2 周效果

（六）随访

2022年2月23日患者门诊复查时，出现乳头及乳晕周围皮肤破溃流液，再次调整治疗方案皮肤消毒处理暂停 SLD 及加压包扎（图10-11）；伤口门诊会诊后于全乳加压包扎，患者1周后乳头及乳晕周围皮肤破溃处愈合。

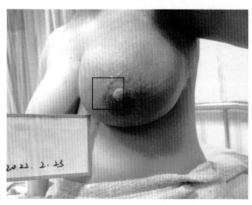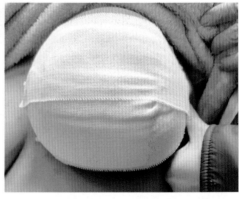

图 10-11　乳头及乳晕周围皮肤破溃流液、2022 年 2 月 23 日伤口门诊会诊全乳加压包扎

2022年3月1日，皮肤破溃处结痂愈合（图10-12），再次调整治疗方案，MLD 手法治疗避开乳头、乳晕，患者继续居家护理。

2023年3月18日　患者出现体温：39.5℃、左侧乳房皮肤、左腋下及背部皮肤发红、皮温增高（图10-13），门诊查体未见皮肤破溃，请皮肤科会诊后诊断为：蜂窝织炎。调整治疗方案：口服抗生素治疗至少2周；暂停 MLD 及绷带加压包扎治疗，感染消退后继续居家护理。

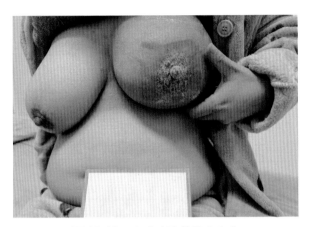

图 10-12　**皮肤破溃处结痂愈合**

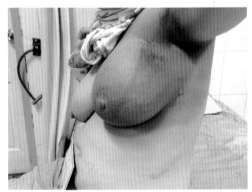 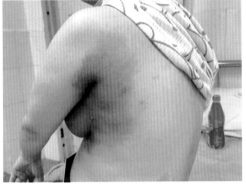

图 10-13　**左侧乳房皮肤、左腋下及背部皮肤发红、皮温增高**

2022 年 4 月 21 日—2022 年 11 月 25 日　患者以居家护理为主，坚持皮肤护理 +MLD+ 绷带加压包扎 + 功能锻炼，居家护理维持效果佳。

2022 年 11 月 25 日　患者门诊复诊，居家护理方案调整为：皮肤护理 +MLD+ 压力胸衣维持治疗 + 功能锻炼，持续至今。

2023 年 1 月 10 日皮肤颜色恢复至正常肤色，皮肤温度未见增高，乳房尺寸测量：左乳 27cm，右乳 30.5cm（图 10-14）。

【小结】该案例是一例乳房水肿伴感染的经典案例。

治疗难点在于：①皮肤菲薄、易破溃；②严重干燥部位在乳晕、腋窝区域；③皮温高，不排除感染存在，徒手淋巴引流 MLD 实施风险大；④患者乳房大，治疗难度偏大；⑤乳房水肿，功能锻炼方法个体化设计难度大；⑥在治疗过程中，患乳反复出现感染的并发症，治疗方案反复调整。

☆ ☆ ☆ ☆

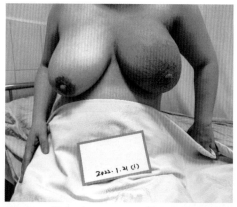

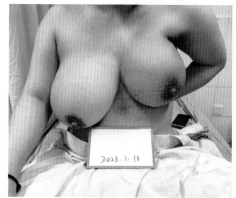
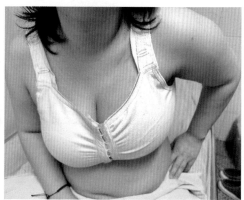

图 10-14 治疗 2 年后维持效果

经过院内 15 次 CDT 强化治疗及随访及时调整治疗方案，以及后期坚持居家护理，患乳肿胀消退明显，皮肤颜色恢复至正常肤色，皮肤温度未见增高，治疗效果佳。

★案例 3 一例乳腺癌 + 甲状腺癌术后左上肢 Ⅲ 期淋巴水肿

【基本情况】

患者女性，50 岁，职业：农民。

诊断：乳腺恶性肿瘤 + 甲状腺癌。

家庭：已婚，丈夫外出打工，社会支持一般。

【病史介绍】

2018 年 2 月确诊乳腺恶性肿瘤，行左侧乳腺癌改良根治术后接受了 6 次化疗疗及 25 次放疗。

2019 年 3 月患者因感冒到当地医院就诊，左上肢输液后出现肿胀，乏力，但未予重视。

2022 年 8 月于我院复查发现甲状腺癌，行癌休清除术 + 颈部淋巴结清扫术，术后下肢肿胀进行性加重，自觉肢体发力、沉重、前臂硬肿不适。

2022 年 8 月 22 日来我院淋巴水肿门诊就诊，接受第一次治疗，8 月 26 日，院内 5 次 CDT 强化治疗结束，患者居家护理维持治疗持续进行至今，症状明显好转（图 10-15）。

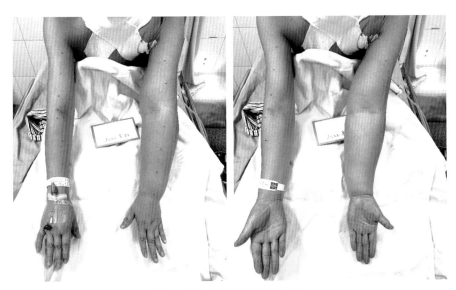

图 10-15 院内强化治疗 5 次

【体格检查】患者生命体征平稳，表情焦虑，情绪急躁，精神尚可，心肺腹查体未见明显异常。颈部甲状腺伤口未愈合，优力舒加压包扎。左乳缺失，左侧胸部可见约 10cm 的手术瘢痕。左侧上肢皮肤：皮肤颜色正常，皮温正常，毛孔粗大，前臂纤维化比较严重。左上肢水肿：左上肢整体肿胀明显，与右上肢差异较大，水肿呈凹陷性，肘关节及前臂尤为明显，手掌肿胀。左上肢整体肿胀明显，上臂质软，呈脂肪化；前臂大面积纤维化、硬化，手掌肿胀。

【康复评定】

肩关节活动范围：正常。患者自我报告评估见表 10-7。

表 10-7 患者自我报告评估

项目	院内治疗前评分	备注
疼痛 NRS	3 分	左下肢胀痛，无压痛
心理 DT 筛查	7 分	4 分及以上为明显心理问题

☆ ☆ ☆ ☆

续表

项目	院内治疗前评分	备注
焦虑自评量表 SAS	72 分	重度焦虑
抑郁自评量表 SDS	68 分	中度抑郁
日常生活能力评定	95 分	患者在穿衣项需要家人帮助

【诊断】继发性Ⅲ期淋巴水肿：根据患者肿瘤疾病及抗肿瘤治疗史（手术 + 放化疗），患者具有淋巴水肿典型症状，结合 M.Foldi-Brunner 欧洲认可的淋巴水肿分类标准，该患者被确诊为淋巴水肿Ⅲ期。

【鉴别诊断】有手术史及放疗病史，B 超检查排除深静脉血栓，MRI、彩超复查排除局部转移。

【治疗方案】

（一）康复目标

1. 改善患者淋巴水肿状态，提高患者日常生活能力。

2. 改善患者上肢功能，恢复患者健康状态。

3. 保持皮肤完整性，无感染发生。

4. 给予专业心理支持，患者消除焦虑，重拾自尊，恢复社会功能角色。

（二）康复措施

1. 心理疏导　采用倾听、共情、信息支持等技术降低患者心理痛苦水平。

2. 拟定 CDT 治疗方案、计划，知情同意，用物准备

治疗计划及方案：CDT 1 次 / 天，共 5 次。方案包括皮肤护理、MLD、空气波压力治疗、弹性绷带包扎、功能锻炼。每次治疗时间在 1.5h。签署知情同意书。用物准备包括润肤露、淋巴水肿专用压力治疗产品、空气波压力治疗仪。

3. 实施淋巴水肿综合消肿治疗

（1）采集数据：2022 年 8 月 22 第一次采集数据：健侧患肢臂围周径最大相差 8.2cm（表 10-8）。

表 10-8　健侧和患侧对比

尺寸（cm）	C0	C1	C2	C3	C4	C5	C6	C7
右上肢健侧	19.8	17.2	20.5	24	24.8	25.2	27.5	29.5
左上肢患侧	20.2	18.3	26	31	33	32	32.5	33

（2）皮肤护理：指导患者操作前清洁皮肤，患肢涂润肤露保持滋润，纤维化、硬化皮肤涂抹喜辽妥软膏软化皮肤。

（3）MLD 技术

原则：MLD 包含淋巴结开通及手法引流，淋巴开通每部位 10 ~ 15 次，手法引流每部位 5 ~ 10min。

总原则：先开通，后引流；手法轻、慢、柔，有节律；先健侧、后患侧；引流部位顺序从近心端到远心端，引流手法方向依淋巴走向从远心端至近心端。

①开通淋巴结：按照淋巴循环方向开通头颈部、胸部、腋下、腹部、腹股沟等处淋巴结。

② MLD：将上肢分上臂、前臂、手部三部分，依次进行手法引流，肘关节及下臂硬肿处加强引流。独立或组合使用泵送法、铲送法、雨刮法、定圈法、旋转法等手法，按照正常淋巴引流方向，沿向心方向引流。引流注意患肢的个体情况，避开患肢腋窝及颈部路径。

③空气波压力治疗促进淋巴回流：手法引流后配合使用空气波压力治疗，治疗强度为 40 ~ 45mmHg，每天 1 次，20 分钟 / 次，每次采用 24 腔空气压力波对患者的双上肢、腰腹部进行压力治疗。IPC 模式可以模拟徒手淋巴引流，弥补手法引流涉及不到的角落。

④弹性绷带包扎：治疗结束左上肢使用低弹性绷带产品进行梯度压力包扎。从手掌部开始进行，采用"8"字缠绕法与螺旋向上法进行包扎。绷带包扎 8h 以上，一般 24h，效果更好，纤维硬化处结合高密度泡沫促进局部组织压力改变，加速组织软化（图 10-16）。

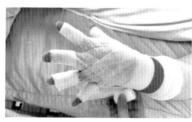
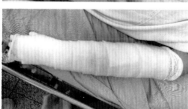
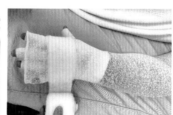
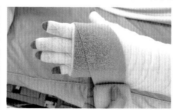
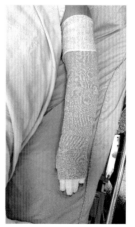

图 10-16　上肢弹力绷带包扎

⑤上肢功能锻炼：绷带包扎下行肢体功能锻炼，包括热身、关节活动，每个动作重复练习 10 ~ 20 次，每日 2 ~ 3 次。

⑥健康指导：保护患肢不受伤害，不做损伤性操作，避免受伤、搔抓、蚊

虫叮咬；严禁冷/热敷、热水泡脚、泡温泉、蒸桑拿；保持皮肤滋润；避免久站、久坐或过量运动（广场舞、跑步、爬高山等），减少长途旅行，必要时使用弹力绷带保护；坐位、卧位时，抬高患肢，促进淋巴液回流。

（三）效果评价

1. 周径测量　经过5d治疗，患肢臂围消肿最大值周径（减少）为3.5cm（表10-9）。

表 10-9　CDT 院内治疗 5d 前后对比

	尺寸（cm）	C0	C1	C2	C3	C4	C5	C6	C7
8.22	右上肢健侧	19.8	17.2	20.5	24	24.8	25.2	27.5	29.5
	左上肢患侧	20.2	18.3	26	31	33	32	36	35
8.24	左上肢患侧	20.1	18	24	30	31	30	34	34
8.26	左上肢患侧	19.9	17.5	23.5	28.1	29.5	28	32.5	33

2. 组织状态及症状评估　皮肤皮温正常，肘关节及前臂纤维硬化明显变软；掌横纹处脂肪堆积消失，手掌肿胀减轻，自主症状发力感、坠胀感等明显减轻。

3. 患者自我评估报告转归　患者自我评估报告转归见表10-10。治疗5d效果对比见图10-17。

表 10-10　患者自我评估报告转归

项目	院内治疗前评分	院内治疗后评分
疼痛 NRS	3 分	0 分
心理 DT 筛查	7 分	0 分
焦虑自评量表 SAS	72 分	20 分
抑郁自评量表 SDS	68 分	10 分
日常生活能力评定	95 分	100 分

（四）居家管理

该患者因家庭原因需返回，结束院内5d强化治疗后，回家居家护理，根据症状缓解情况和依从性动态调整，每日手法引流＋弹性绷带包扎＋功能锻炼。每3个月门诊复诊一次。

（五）随访

采用"互联网＋"模式进行随访，同时定时门诊复查。

2023年1月患者院内淋巴水肿康复门诊复查，因居家护理效果较好，患者

☆ ☆ ☆ ☆

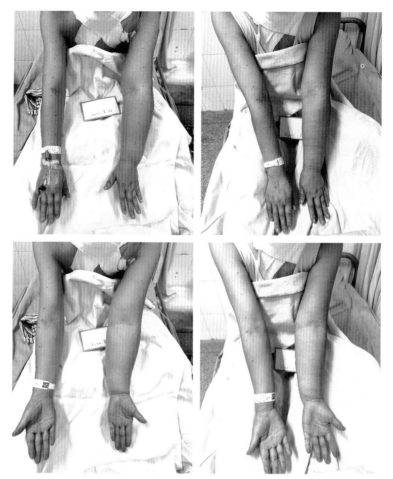

图 10-17 2022 年 8 月 22 日—2022 年 8 月 26 日，治疗 5d 效果对比图

私自停止居家维护，水肿出现反弹，经评估指导患者继续居家维持治疗中。

【小结】本例上肢淋巴水肿案例行左侧乳腺癌改良根治术化疗后还接受了甲状腺癌体清除术＋颈部淋巴结清扫术，治疗难点在于需设计个体化的引流途径，避开患肢腋窝及颈部路径。院外居家维持期患者依从性较低，导致淋巴水肿的反弹，后经指导后继续坚持居家护理。

★ 案例 4　一例左侧舌缘鳞状细胞癌放化疗后脸颊部伴舌部 Ⅱ 期淋巴水肿

【基本情况】

患者女性，57 岁，职业：工人。

☆ ☆ ☆ ☆

诊断：左侧舌缘鳞状细胞癌。

家庭：已婚，丈夫照顾细致入微，育有一女，大学毕业，已工作，社会支持好。

【病史介绍】

2019年，左侧舌缘鳞状细胞癌，行舌恶性肿物切除术＋左侧颈部淋巴结清扫术＋左侧腮腺部分切除术＋左侧颌下腺切除术后，瘤床区及中上颈部淋巴结区放疗25次。

2022年3月肿瘤复发＋淋巴结转移，行化疗＋免疫治疗4周期。

2022年12月复查磁共振提示肿瘤进展行左舌及淋巴结节超声肿瘤消融术。

2023年1月：舌部冲击放疗。

2023年2月7日：因舌出血、舌肿胀内科对症治疗后出血好转，但舌仍肿胀、疼痛。

2月25日：患者出现喉部吞咽梗阻，夜间不能平卧，偶有呼吸不畅，于27日办理入院。

2023年3月3日：患者家属到淋巴水肿门诊求诊，接受第一次治疗，院内7次CDT强化治疗结束，患者居家护理维持治疗持续进行至今，症状明显好转。

【体格检查】患者精神差，说话不清，沟通困难，自述间断气紧。口腔、咽喉部、右侧耳心疼痛，给予芬太尼7.5mg贴皮。面部、颈部轻微水肿，非凹陷性水肿，无压痛。口腔内舌部及脸颊部黏膜水肿，非凹陷性水肿，存在压痛，舌部皮温高。舌部左侧缺失，残端切口分泌物覆盖，舌部右侧水肿严重、活动度差，出现硬化（图10-18）。口腔内部清洁度差，异味大。

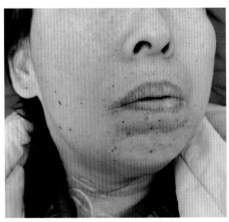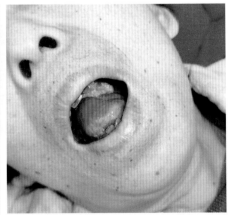

图10-18　面颊部轻度非凹陷性水肿，舌部及脸颊部黏膜水肿，舌部皮温高，右侧水肿严重，出现硬化活动度差

【康复评定】

口腔开口度：中度开口受限，舌部活动度差。

吞咽功能障碍评定：3 级。

患者自我评估报告见表 10-11。

表 10-11　患者自我评估报告

项目	院内治疗前评分	备注
疼痛 NRS	8 分	口腔、咽喉部、右侧耳心、舌部疼痛
心理 DT 筛查	8 分	4 分及以上为明显心理问题
焦虑自评量表 SAS	72 分	重度焦虑
抑郁自评量表 SDS	62 分	重度抑郁
日常生活能力评定	85 分	90 分，患者在进餐、平地行及上下楼梯项依赖家人需要帮助

【诊断】继发性 II 期淋巴水肿：根据患者肿瘤疾病及抗肿瘤治疗史（手术 + 放化疗）；结合 M.Foldi-Brunner 欧洲认可的淋巴水肿分类标准，该患者被确诊为淋巴水肿 II 期。

【鉴别诊断】有手术史及放疗病史，B 超检查排除深静脉血栓，MRI、彩超复查排除局部转移。

【治疗方案】

（一）排除禁忌证

无心力衰竭、肾功能无异常、无局部癌性转移、无合并血栓。

（二）康复目标

1. 改善患者淋巴水肿状态。

2. 减轻舌部水肿，恢复其灵活性。

3. 给予专业心理支持，患者消除焦虑。

4. 改善营养不良状态。

5. 减轻因水肿产生的疼痛。

（三）康复措施

1. 心理疏导　采用倾听、共情、信息支持等技术降低患者心理痛苦水平。

2. 准备　进行多学科会诊拟定 CDT 治疗方案、计划，签署知情同意书，用物准备（润肤露）。

3. 口腔冲洗　与病房护士沟通三餐后进行口腔冲洗。

4. 营养会诊　行肠外营养。

5. 伤口会诊　徒手淋巴引流 2d 后行舌体伤口清创康复治疗。

6. 实施淋巴水肿综合消肿治疗

（1）皮肤护理：基础保湿。

★ ☆ ☆ ☆

（2）徒手淋巴引流、面部、颈部、耳周、口腔内、舌部及脸颊部，见图 10-19 和图 10-20。

7. **功能锻炼** 颈部四个方向伸展，深呼吸、张口锻炼，口腔鼓气、舌部活动。

8. **健康指导** 保持口腔卫生，加强营养；使用润肤乳保湿皮肤，坚持功能锻炼。

（四）效果评价

1. **组织状态及症状评估** 脸部、颈部水肿消退，张口度增大，舌面灵活度进一步增加。

2. **患者自我报告评估转归** 患者自我评估报告转归见表 10-12。

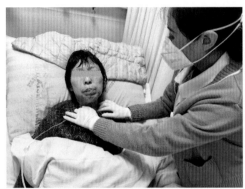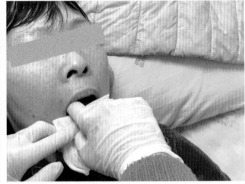

图 10-19　MLD—锁骨上淋巴结开通　　MLD—口腔内淋巴引流技术

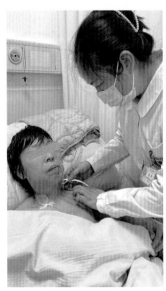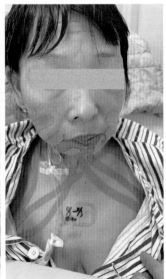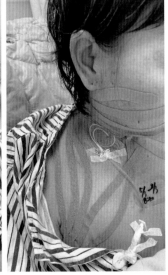

图 10-20　肌内效贴示意图

表 10-12 患者自我评估报告转归

项目	院内治疗前评分	院内治疗后评分
疼痛 NRS	8 分	3 分
心理 DT 筛查	8 分	4 分
焦虑自评量表 SAS	72 分	36 分
抑郁自评量表 SDS	62 分	42 分
日常生活能力评定	85 分	95 分

患者经过 7d 治疗，舌体肿胀明显减轻，颜面部肿胀减轻，舒适度增加（图 10-21）。

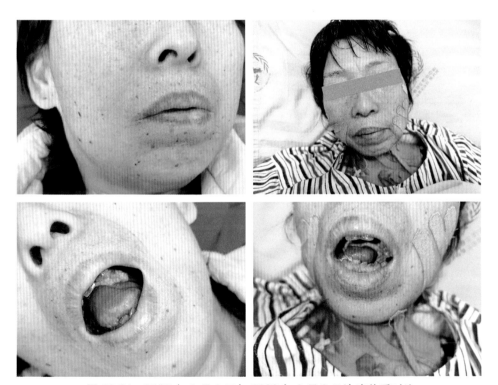

图 10-21 2023 年 3 月 3 日与 2023 年 3 月 9 日治疗前后对比

（五）患者居家护理

该患者 3 月 9 日出院，结束院内 7d 强化治疗后，回家居家护理，根据症状缓解情况和依从性动态调整，每日手法引流 + 功能锻炼。每 3 个月门诊复诊一次。

☆ ☆ ☆ ☆

（六）随访

采用"互联网＋"模式进行随访，同时定时门诊复查。吸收患者入淋巴水肿康复群，由专人（主要为国际淋巴水肿治疗师）进行线上指导，定期随访，了解患者自护现状，同时解决问题和动态调整自护方案。病情如果出现异常或反弹，应立即就医。

【小结】该例脸颊部伴舌部淋巴水肿患者治疗难点在于口腔内舌部残端伤口未愈合，存在大出血风险；张口受限，舌部活动度差，手法难到达；脸颊部水肿，舌部水肿，颈部水肿，无法进行加压包扎；患者咽喉部水肿，吞咽困难，存在呛咳，手法早期可能增加水肿，加重气紧及吞咽困难症状；患者营养状态差，每天只能进食400ml左右流质。通过多学科会诊，多科协助，CDT及肌内效贴的应用，患者的症状在院内强化治疗7次后有明显改善，患者舌体肿胀明显减轻，颜面部肿胀减轻，舒适度增加，患者满意度较高。

★案例5　一例阴茎鳞状细胞癌术后放化疗后会阴部、外生殖器淋巴水肿及双下肢Ⅲ期淋巴水肿

【基本情况】

患者男性，62岁，自由职业者。

诊断：阴茎鳞状细胞癌术后放化疗后。

家庭：已婚，生病期间妻子全程照顾，家庭支持好。

【病史介绍】

2017年9月，确诊阴茎鳞状细胞癌，遂行阴茎部分切除＋双侧腹股沟淋巴结清扫术，术后放化疗至同年11月。

2017年10月，开始出现双下肢轻度水肿，未予处理。

2018年6月，双下肢水肿逐渐加重，并开始出现下腹部、会阴部水肿，当地医院就诊，除指导患者抬高下肢外未做特殊处理。

2019年4月，患者症状逐渐加重，会阴部及双下肢麻木、坠胀感和胀痛感明显，自排小便困难，严重影响日常活动，于同年6月20日就诊于我院淋巴水肿康复门诊，通过评估排除禁忌证，接受淋巴水肿综合消肿治疗，1个月20次淋巴水肿综合消肿强化治疗，症状明显好转。患者居家护理维持治疗至今，维持效果尚佳。

【体格检查】患者一般情况好，发育正常，营养良好，精神尚可，心、肺、腹查体未见明显异常；阴茎残端、阴囊及双下肢水肿，皮肤干燥，毛孔增粗，皮肤纤维化、硬化质地，皮肤颜色淤红、皮温略高，双侧腹股沟见陈旧性手术瘢痕（图10-22）。

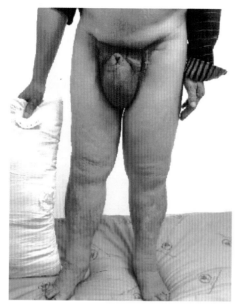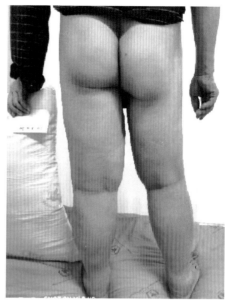

图 10-22 首次评估

【诊断】根据患者肿瘤病史，肿瘤治疗史有手术史、化学治疗史、放射治疗史，彩超检查排除深静脉血栓，结合淋巴水肿症状及患者主观感受，判断为会阴部、外生殖器淋巴水肿及双下肢Ⅲ期淋巴水肿。

【鉴别诊断】有手术史及放疗病史，B超检查排除深静脉血栓，MRI、彩超复查排除肿瘤转移，血生化检查排除低蛋白水肿、血肌酐检查排除肾功能异常，无心、肝功能不全。

【治疗方案】

（一）排除禁忌证

医学检查无心力衰竭、肾功能无异常、无癌性转移、无合并血栓；会阴部、外生殖器淋巴及双下肢皮肤完整，无严重感染。

（二）康复目标

1. 改善患者外生殖器淋巴水肿状态，缓解排尿困难。

2. 改善患者会阴部及双下肢淋巴水肿状态，提高患者舒适度和日常生活能力。

3. 保持皮肤完整性，无感染发生。

4. 给予心理支持，促进患者社会功能角色恢复。

（三）康复措施

1. 心理疏导：采用倾听、共情、信息支持等技术，给予患者心理支持。

2. 拟定淋巴水肿综合消肿治疗方案：计划行淋巴水肿综合消肿治疗，一个疗程20次，周内由治疗师进行治疗，周末由患者或家属进行居家维持护理。方

☆ ☆ ☆ ☆

案包括皮肤护理和瘢痕处理、徒手淋巴引流、空气波压力治疗、弹力绷带包扎和功能锻炼。

3. 签署知情同意书。

4. 建立患者信息档案：治疗前治疗师为患者测量阴囊横纵径、双下肢腿围周径；填写患者淋巴水肿自感评估量表，将评估数据做详细记录，建立淋巴水肿治疗患者个人信息档案。

5. 用物准备：用物准备包括润肤露、淋巴水肿专用压力治疗产品、空气波压力治疗仪等。

6. 实施淋巴水肿综合消肿治疗

(1) 皮肤护理和瘢痕处理：采用中性温和润肤乳涂抹于肿胀肢体及会阴部，在皮肤纤维化、硬肿部位涂抹喜疗妥乳膏。沿着瘢痕边缘向两侧以静止旋转法轻轻按压瘢痕及周围组织，促进淋巴回流。

(2) 淋巴结开通：开通顺序为：锁骨上、下淋巴结区—耳前、耳后淋巴结区—枕后、颈后淋巴结区—颈前、颈中淋巴结区—胸骨两旁淋巴结区—腋窝淋巴结区—腹部淋巴结区，重点激活会阴部至腹部；大腿外侧、臀部至腋窝的淋巴引流通路。

(3) 徒手淋巴引流：按照淋巴管的走向以及设计好的个性化的淋巴引流路径进行手法引流。会阴部及外生殖器主要采用定圈法和旋转法进行徒手淋巴引流。将会阴、阴茎及阴囊水肿的淋巴液引流至腹部，双下肢水肿的淋巴液采用泵送、铲送以及旋转法通过大腿外侧、臀部以及腰背部引流至腹部及双侧腋窝。

(4) 间歇性空气波压力治疗：可以通过对肢体进行周期性的加压和减压来改善淋巴液的循环，从而促进徒手淋巴水肿引流的效果，间歇性空气压力治疗30min，压力45 ～ 50mmHg。

(5) 压力维持治疗：阴茎、阴囊采用自粘绷带包扎，包扎不能过紧，以患者耐受为准，如果包扎过紧可能会影响患者排尿。包扎好阴囊后在阴囊外佩戴"丁"字阴囊托，托起水肿阴囊，避免局部重力和摩擦致使绷带松脱，见图10-23。

(6) 功能锻炼：治疗结束后指导患者进行功能锻炼。功能锻炼要在保持肢体和会阴部压力的情况下进行，达到下肢全关节范围的活动。

①深呼吸训练10 ～ 15次，放松全身肌肉。

②患者取平卧位，依次进行平躺抬臀运动、髋关节外旋、髋关节内收、卧位屈膝扭转运动、仰卧抱腿靠胸运动、仰卧踩单车运动、卧位原地高抬腿运动以及踝泵运动，每天做2 ～ 3组，每组20次。

7. 辅助治疗：会阴部可采用肌内效贴维持和巩固治疗效果，肌内效贴是一种薄而透气的弹性贴布，具有纵向延伸性。徒手淋巴引流后将肌内效贴贴于水肿部位可以模拟淋巴按摩手法持续刺激皮肤产生皱褶，增加皮肤和皮下组织之

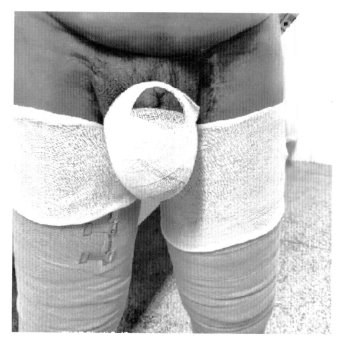

图 10-23 会阴部压力治疗

间的间隙，使局部血液或淋巴循环得到改善，从而维持和巩固淋巴水肿的治疗效果，具体操作如下。

（1）剔除会阴部毛发。

（2）测量阴茎根部到腹部的距离，剪裁肌内效贴。

（3）以阴茎根部为锚点，采用自然拉力将肌内效贴尾端沿淋巴走向扇形贴至腹部。

8. 健康教育：内容涵盖皮肤保护，保护水肿皮肤的完整性，避免外伤、感染、蚊虫叮咬、抓挠等；避免泡温泉或者蒸桑拿；提高机体抵抗力；体重与运动管理；患者行为因素管理以及患者自我手法淋巴引流。

（四）效果评价

1. 每周测量患者阴囊横纵径及双下肢周径数据，下肢周径测量点为依次为：C0：足弓；C1：外踝最高点；C2：外踝最高点上 5cm；C3：髌骨下缘下 10cm；C4：髌骨上缘上 10cm；C5：髌骨上缘上 20cm；C6：髌骨上缘上 30cm。

2. 每周评估患者自感症状量表，包括肿胀感、紧绷感、麻木感、沉重感、坚硬感、疼痛、发热、痛苦 8 个维度，每项评分 0 ～ 10 分，0 分表示无感觉，10 分表示感觉强烈。

患者阴囊、双下肢质硬部位明显变软，双下肢皮肤张力变小，皮肤变松弛。

☆ ☆ ☆ ☆

自述小便较前顺畅，水肿部位胀痛得到明显缓解。见表 10-13 和图 10-24 ～图 10-28。

（五）随访

采用"互联网＋"模式进行随访，同时定时门诊复查。吸收患者入淋巴水肿康复群，由专人（主要为国际淋巴水肿治疗师）进行线上指导，定期随访，了解患者自我护理现状，同时解决问题和动态调整自我护理方案。病情如果出现异常或反弹，应立即就医。

表 10-13　双下肢腿围治疗前后数据对比（单位 cm）

日期	肢体	C0	C1	C2	C3	C4	C5	C6
10.8	左	27.5	28.0	39.5	45.0	46.0	53.5	60.0
	右	26.5	29.5	40.5	45.5	42.5	51.5	57.5
10.9	左	25.1	26.0	37.2	42.2	45.2	52.3	56.8
	右	25.0	25.4	40.7	44.9	43.0	51.5	56.5
10.10	左	25.9	25.5	33.7	41.0	42.7	51.0	57.2
	右	25.2	27.8	38.1	43.7	40.8	50.3	56.7
10.11	左	25.1	24.5	33.0	39.9	42.0	51.1	57.1
	右	25.2	26.5	30.8	41.8	41.5	49.5	56.3
10.12	左	25.3	24.8	33.7	40.0	42.0	50.3	56.3
	右	25.0	27.7	35.0	41.5	42.8	49.2	53.5
10.15	左	25.2	23.2	34.0	39.5	42.6	49.0	53.4
	右	26.0	23.7	32.8	40.6	40.0	47.1	53.2

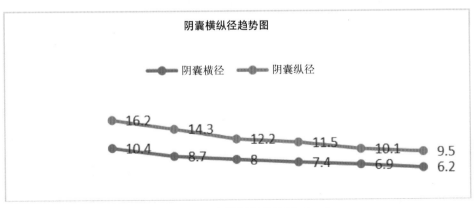

图 10-24　阴囊横纵径趋势图（cm）

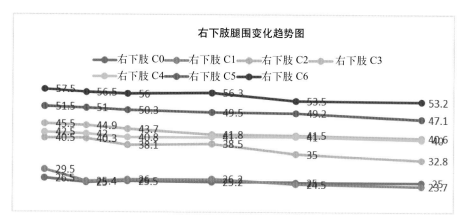

图 10-25　右下肢腿围变化趋势图（cm）

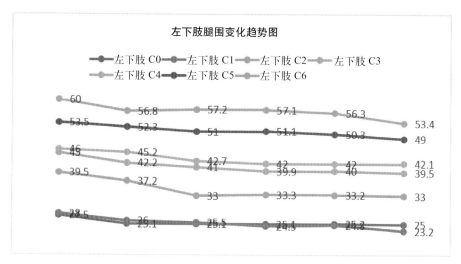

图 10-26　左下肢腿围变化趋势图（cm）

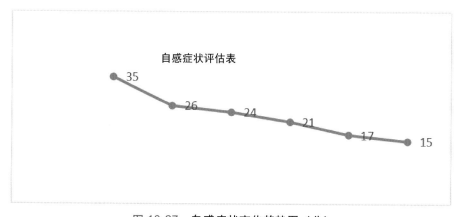

图 10-27　自感症状变化趋势图（分）

☆ ☆ ☆ ☆

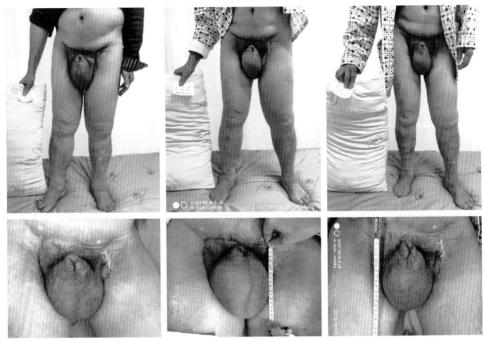

图 10-28　患者 2019 年 10 月 8 日、11 日、15 日治疗前后整体及局部对比

【小结】治疗过程中监测记录患者的情况，包括水肿消退情况、患者自我感受等，结合患者的治疗效果、治疗的依从性，及时进行治疗方案的调整。经过一个疗程 20 次治疗，患者会阴部及外生殖器水肿明显消退，自主排尿通畅；双下肢水肿缓解，患者主观感受得到非常大地提升并且能活动自如。

★总结

1. 淋巴水肿是一种可防、可控但不可治愈的慢性疾病，像高血压、糖尿病一样不可逆、进行性发展，需长期维持治疗及终生呵护。目前国内治疗机构少，专业淋巴水肿师少，社保无法报销，院内治疗只能在门诊完成，居家管理就显得尤为重要。本章节中展示案例均来自我院，通过评估（分期均依据福迪淋巴学分期）、诊断、院内 CDT 治疗、居家管理、随访调查等长期全程管理，患者肢体症状明显减轻，外形基本恢复正常，自信心恢复，生活质量显著提高。

2. 采用"互联网 +"模式的 CDT 管理可打破时间、空间限制，提供全程 CDT 管理，促进患者自我护理。目前我院通过微信、互联网医院、随访系统定期对患者进行随访及健康指导。几例患者自院内治疗结束以来，一直坚持居家护理，淋巴水肿症状不断改善，未加重及反弹，治疗效果维持良好。由此可见，

☆ ☆ ☆ ☆

该模式对提高患者依从性，减少并发症等是切实可行的，值得我们不断优化及推广。

3. CDT 是应对淋巴水肿的有效手段，减轻广大患者身心痛苦，提高生活质量及满意度，具有良好的社会效益。同时，以护理为主导的淋巴水肿康复技术是应对淋巴水肿治疗的有效方式，值得推广及应用，应促进学科和专科发展。